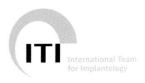

第五卷

国际口腔种植学会（ITI）口腔种植临床指南
——上颌窦底提升的临床程序

ITI Treatment Guide
Sinus Floor Elevation Procedures

丛书主编　（澳）斯蒂芬·陈（S. Chen）

　　　　　（瑞士）丹尼尔·布瑟（D. Buser）

　　　　　（荷）丹尼尔·维斯梅耶（D. Wismeijer）

主　编　（日）英明胜山（H. Katsuyama）

　　　　　（丹）西蒙·斯托尔高兹.詹森（S. S. Jensen）

主　译　宿玉成

北方联合出版传媒（集团）股份有限公司

辽宁科学技术出版社

沈 阳

图文编辑:

邢俊杰　高　霞　凌　侠　董　明　胡书海　季秋实　贾崇富　姜　龙　李晓杰　刘慧颖　任　翔　许　诺
杨　茜　于　旸　尹　伟　左恩俊　高　阳　李　霞　浦光瑞　权慧欣　吴大雷　郑童娇　田冬梅　左　民
温　超　段　辉　吴　涛　邱　焱　蔡晓岚　阎　妮　李海英　郭世斌　李春艳　刘　晶　刘晓颖　孟　华
潘峻岩　秦红梅　沈玉婕　陶　冶

图书在版编目（CIP）数据

上颌窦底提升的临床程序 /（日）英名胜山（H.Katsuyama），（丹）西蒙·斯托尔高兹·詹森（S. S. Jensen）主编；宿玉成主译.— 沈阳 : 辽宁科学技术出版社，2019.1（2023.5重印）
ISBN 978-7-5591-0787-9

Ⅰ. ①上… Ⅱ. ①英… ②西… ③宿… Ⅲ. ①上颌窦—种植牙 Ⅳ. ①R782.12

中国版本图书馆CIP数据核字（2018）第131807号

出版发行：辽宁科学技术出版社
　　　　　（地址：沈阳市和平区十一纬路25号　邮编：110003）
印 刷 者：辽宁新华印务有限公司
经 销 者：各地新华书店
幅面尺寸：210mm×280mm
印　　张：15
插　　页：4
字　　数：333千字
出版时间：2019年1月第1版
印刷时间：2023年5月第3次印刷
责任编辑：陈　刚　苏　阳　殷　欣
版式设计：袁　舒
责任校对：李　霞

书　　号：ISBN 978-7-5591-0787-9
定　　价：298.00元

投稿热线：024-23280336
邮购热线：024-23284502
E-mail:cyclonechen@126.com
http://www.lnkj.com.cn

国际口腔种植学会（ITI）口腔种植临床指南

第五卷

ITI Treatment Guide

丛书主编：

（澳）斯蒂芬·陈（S. Chen）

（瑞士）丹尼尔·布瑟（D. Buser）

（荷）丹尼尔·维斯梅耶（D. Wismeijer）

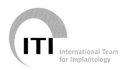

主编：

（日）英明胜山
　　（H. Katsuyama）

（丹）西蒙·斯托尔高兹. 詹森
　　（S. S. Jensen）

主译：

宿玉成

第五卷

上颌窦底提升的临床程序

Quintessence Publishing Co, Ltd

Berlin, Chicago, Tokyo, Barcelona, Istanbul,
London, Mexico-City, Milan, Moscow, Paris,
Prague, Seoul, Warsaw

本书说明

本书所提供的资料仅用于教学目的，为特殊和疑难病例推荐序列的临床治疗指南。本书所提出的观点是基于国际口腔种植学会（ITI）共识研讨会（ITI Consensus Conferences）的一致性意见。严格说来，这些建议与国际口腔种植学会（ITI）的理念相同，也代表了作者的观点。国际口腔种植学会（ITI）以及作者、编者和出版商并没有说明或保证书中内容的完美性或准确性，对使用本书中信息所引起的任何损害（包括直接、间接和特殊的损害，意外性损害，经济损失等）所产生的后果，不负有任何责任。本书的资料并不能取代医师对患者的个体评价，因此，将其用于治疗患者时，后果由医师本人负责。

本书中叙述到产品、方法和技术时，使用和参考到的特殊产品、方法、技术和材料，并不代表我们推荐和认可其价值、特点或厂商的观点。

本书保留所有版权，尤其是本书所发表的资料。未经出版商事先书面授权，不得翻印本书的全部或部分内容。本书发表资料中所包含的信息，还受到知识产权的保护。在未经相关知识产权所有者事先书面授权时，不得使用这些信息。

本书中提到的某些生产商和产品的名字可能是注册商标或所有者的名称，尽管未对其进行特别注释。因此，在本书出现未带有专利标记的名称时，也不能理解为出版商默认不受专利权保护。

本书使用了FDI 世界牙科联盟（FDI World Dental Federation）的牙位编码系统。

国际口腔种植学会（ITI）的愿景：

　　"……通过研究、交流和教育，全面普及和提高口腔种植学及其相关组织再生的知识，造福于患者。"

内容提要

　　本书由国际口腔知名机构——国际口腔种植学会（ITI）组织编写，旨在提高口腔种植医师的临床水平。内容包括导言、国际口腔种植学会（ITI）第四次共识研讨会纪要及文献评述：上颌窦底提升程序、上颌窦底提升程序的术前评估与计划、上颌窦底提升的治疗方案、选择上颌窦底提升技术和移植方案的指导原则、临床病例报告及上颌窦底提升程序的并发症等。全书采用深入浅出的形式，并配以大量手术图片，以方便读者的理解。本书适合口腔种植医师及全科医师学习、参考之用。

译者序

无疑，口腔种植已经成为牙缺失的理想修复方法。

大体上，口腔种植的发展经历了3个历史阶段：第一阶段是以实验结果为基础的种植发展阶段，其主要成就为骨结合理论的诞生和种植材料学的突破，开启了现代口腔种植的新时代；第二阶段是以扩大适应证为动力的种植发展阶段，其主要成就为引导骨再生技术的确立和种植系统设计的完善；第三阶段是以临床证据为依据的种植发展阶段，或称之为以循证医学研究为特点的种植发展阶段，其主要成就为种植理念的形成和临床原则的逐步确定。显然，这是口腔种植由初级向高级的一个发展过程。在这一进程中，根据临床医师的建议不断进行种植体及上部结构的研发和改进，而且积累了几十年的临床经验后，开始依据治疗效果回顾并审视各种治疗方案和治疗技术。

为此，国际口腔种植学会（ITI）教育委员会基于临床的共识研讨会（ITI Consensus Conference），对牙种植的各个临床方面形成了共识性论述，并且开始出版"国际口腔种植学会（ITI）口腔种植临床指南"系列丛书。本书为该系列丛书的第五卷，其主要成就包括：

· 明确了上颌窦底提升程序的分类
· 阐述了上颌窦底提升的术前诊断方法
· 提出了上颌窦底提升的并发症及其处理
· 推荐了上颌窦底提升的临床程序和骨移植材料

因此，译者认为本书是目前口腔种植的指导性文献，是上颌窦底提升程序的经典著作。

尽管本书英文版在2012年刚刚出版发行，目前已经翻译成多种文字出版。国际口腔种植学会（ITI）和国际精萃出版集团要求包括中文在内的各种文字翻译版本必须和原英文版本完全一致。换句话说，本书除了将英文翻译成中文外，版式、纸张质量、页码、图片质量以及中文的排版位置等与原书完全一致。这也体现了目前本书在学术界与出版界中的重要位置。

尽管译者努力坚持"信、达、雅"的翻译原则，尽量忠实于原文、原意，但由于翻译水平有限，难免出现不妥和错误之处，请同道批评指正。

至此，我们已经将"国际口腔种植学会（ITI）口腔种植临床指南"系列丛书的第一卷《美学区种植治疗：单颗牙缺失的种植修复》（2007年出版）、第二卷《牙种植学的负荷方案：牙列缺损的负荷方案》（2007年出版）、第三卷《拔牙位点种植：各种治疗方案》（2008年出版）、第四卷《牙种植学的负荷方案：牙列缺失的负荷方案》（2010年出版）、第五卷《上颌窦底提升的临床程序》（2011年出版）以及《牙种植学的SAC分类》

（2009年出版）的中文译本全部奉献于读者（中译本分别于2008年、2009年、2010年和2012年出版）。感谢读者与我们共同分享国际"口腔种植学会（ITI）口腔种植临床指南"系列丛书的精华，服务和惠顾于牙列缺损和牙列缺失的患者。

"国际口腔种植学会（ITI）口腔种植临床指南"系列丛书是口腔种植学领域的巨著和丰碑。国际口腔种植学会（ITI）将持续不断地向读者推出口腔种植学各个领域的经典著作。

感谢我的同事们花费了大量的时间，校正译稿中的不妥和错误。

感谢国际口腔种植学会（ITI）、国际精萃出版集团和辽宁科学技术出版社对译者的信任，感谢辽宁科学技术出版社在本系列丛书中译本出版过程中的合作与贡献。

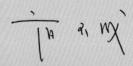

前　言

在世界范围内，已经常规应用口腔种植替代缺失牙。对多数病例而言，目前的大量证据证明该治疗为安全有效的治疗方案。但是，仍然有许多病例因骨量不足而难以按照需要植入种植体。而上颌后部，即为口腔内经常发生骨缺损的区域。

通常，上颌窦底紧邻后牙牙根。牙齿拔除之后所发生的功能性骨改建，通常会降低骨的高度和宽度，导致牙槽嵴的垂直向骨吸收。由此，上颌后部牙齿的种植修复面临巨大的挑战。

迄今，自体骨和骨代用品已经被成功地用于上颌窦底提升。"国际口腔种植学会（ITI）口腔种植临床指南"系列丛书第五卷，将提供与上颌窦底提升程序相关的循证医学文献资料和临床知识。

本书特别注重在全面的临床和放射线检查的基础上正确地筛选病例，并且基于2008年召开的国际口腔种植学会（ITI）第四次共识性研讨会的结论，在剖析评述性文献的基础上讨论目前所应用的各种治疗方案及其优缺点。

本书通过13个病例，图文并茂地阐述了穿牙槽嵴和侧壁开窗技术上颌窦底提升的临床程序与治疗效果，解说了上颌窦底提升治疗程序、潜在并发症及其处理。

"国际口腔种植学会（ITI）口腔种植临床指南"系列丛书第五卷，将极大地帮助临床医师处理上颌后部严重萎缩的种植治疗病例。

Stephen Chen   Daniel Buser   Daniel Wismeijer

致　谢

感谢国际口腔种植学会（ITI）中心的Thomas Kiss先生在编著本卷口腔种植临床指南过程中给予的宝贵支持，也非常感谢Juliane Richter女士（Quintessenz Verlags-GmbH）的排版和印刷流程协调、Per N. Döhler先生（Triacom Dental）的编辑支持和Ute Drewes女士的精美插图，还要感谢国际口腔种植学会（ITI）的合作方Straumann公司给予的一贯支持。

此外，感谢在编著本卷临床指南第3章、第4章和第7章的过程中，以下医师给予的热情支持和重要贡献：

Dr. Yoji Kamiura

Dr. Toshifumi Kuroe

Dr. Shinichiro Kuroshima

Dr. Masaharu Mitsugi

Dr. Kazutoshi Nakajima

Dr. Yasushi Nakajima

Dr. Kotaro Nakata

Dr. Tsuneyuki Tsukioka

Dr. Eiju Sen

丛书主编、主编和译者

丛书主编：

Stephen Chen, MDSc, PhD
　223 Whitehorse Road
　Balwyn, VIC 3123, Australia
　E-mail: schen@balwynperio. com. au

Daniel Buser, DDS, Dr med dent
　Professor and Chairman
　Department of Oral Surgery and Stomatology
　School of Dental Medicine
　University of Bern
　Freiburgstrasse 7
　3010 Bern, Switzerland
　E-mail: daniel. buser@zmk. unibe. ch

Daniel Wismeijer, DDS, PhD
　Professor and Chairman Department
　of Oral Function and Restorative Dentistry
　Head Section Oral Implantology and
　Prosthetic Dentistry
　Gustav Mahlerlaan 3004
　1081 LA Amsterdam, Netherlands
　E-mail: d. wismeijer@acta. nl

主编：

Hideaki Katsuyama, DDS, PhD
　MM Dental Clinic, Center of Implant Dentistry (CID)
　3F, 3-3-1 Nishi-ku, Minato-mirai
　220-0012 Yokohama, Japan
　E-mail: katsuyamah@aol. com

Simon Storgård Jensen, DDS
　Department of Oral and Maxillofacial Surgery
　Copenhagen University Hospital
　Blegdamsvej 9
　2100 København Ø, Denmark
　E-mail: simon. storgaard@jensen. mail. dk

主译：

宿玉成　医学博士，教授
　中国医学科学院北京协和医院口腔种植中心主任、首
　席专家
　中华人民共和国北京市西城区大木仓胡同41号，100032
　E-mail：yuchengsu@163.com

其他参编作者

Simon Storgård Jensen, DDS
Department of Oral and Maxillofacial Surgery
Copenhagen University Hospital
Blegdamsvej 9
2100 København Ø, Denmark
E-mail: simon.storgaard@jensen.mail.dk

Bjarni Pjetursson
Professor and Chairman
Department of Reconstructive Dentistry
Faculty of Odontology
University of Iceland
Vatnsmyrarvegi 16
101 Reykjavik, Iceland
E-mail: bep@hi.is

Vivianne Chappuis, Dr med dent
Department of Oral Surgery and Stomatology
School of Dental Medicine
University of Bern
Freiburgstrasse 7
3010 Bern, Switzerland
E-mail: vivianne.chappuis@zmk.unibe.ch

Ali Tahmaseb, DDS
Department of Oral Function and
Restorative Dentistry
Section of Oral Implantology and
Prosthetic Dentistry
Academic Center for Dentistry Amsterdam (ACTA)
Gustav Mahlerlann 3004
1081 LA Amsterdam, Netherlands
E-Mail: ali@tahmaseb.eu

Christiaan ten Bruggenkate
Professor
The VU University Medical Center / ACTA
De Boelelaan 1118
1081 HV Amsterdam, Netherlands
E-mail: chr.bruggenkate@vumc.nl

Daniel Buser, DDS, Dr med dent
Professor and Chairman
Department of Oral Surgery and Stomatology
School of Dental Medicine,
University of Bern
Freiburgstrasse 7
3010 Bern, Switzerland
E-mail: daniel.buser@zmk.unibe.ch

Robert A. Levine, DDS
   Pennsylvania Center for Dental Implants and
   Periodontics, One Einstein Center, Suite 211-212
   9880 Bustleton Avenue
   Philadelphia, PA 19115, USA
   E-mail: rlevine@padentalimplants.com

Paolo Casentini, Dr med dent
   Narcodont
   Piazza S. Ambrogio 16
   20123 Milano, Italy
   E-mail: paolocasentini@fastwebnet.it

Luca Cordaro, MD, DDS, PhD
   Head Department of Periodontics
   and Prosthodontics, Eastman Dental Hospital
   and Studio Associato Cordaro
   00198 Roma, Italy
   E-mail: lucacordaro@usa.net

Waldemar D. Polido, DDS, MS, PhD
   Oral and Maxillofacial Surgery/Implant Dentistry
   Contento – Odontologia Especializada
   R. Marcelo Gama, 1148
   Porto Alegre – RS – Brazil
   E-mail: cirurgia.implantes@polido.com.br

Eduardo Marini, DDS, MS
   Oral and Maxillofacial Surgery/Implant Dentistry
   R. General Osório, 329/301
   Bento Gonçalves – RS – Brazil
   E-mail: emarini@italnet.com.br

Sanja Umanjec-Korac, DDS, MSc
   Department of Oral Function and
   Restorative Dentistry, Section of Oral Implantology
   and Prosthetic Dentistry
   Academic Center for Dentistry Amsterdam (ACTA)
   Gustav Mahlerlann 3004
   1081 LA Amsterdam, Netherlands
   E-mail: s.korac@acta.nl

Timothy Head, DDS
   Vendôme Surgical Services
   5122 Sherbrooke St. West, Suite 201
   Montréal, QC, H4A 1T1, Canada
   E-mail: thead@maxillovendome.ca

Matteo Chiapasco, MD
   Professor, Head Unit of Oral Surgery
   School of Dentistry and Stomatology
   San Paolo Hospital, University of Milan
   Via Beldiletto 1/3
   20142 Milano, Italy
   E-mail: matteo.chiapasco@unimi.it

目 录

1 导　言

H. Katsuyama, S. S. Jensen

牙种植学的持续发展，为临床医师进行上颌后部垂直向骨缺损病例的种植体植入提供了多种治疗选项。迄今为止，上颌窦底提升是修复垂直向骨量不足最为通用的方法之一。上颌窦底提升程序，通常联合应用自体骨和骨代用品，归类于中度至高度复杂类，具有显著的并发症风险。

在2008年8月，国际口腔种植学会（ITI）第四次共识研讨会讨论了牙种植学目前面临的一系列课题。其中的一个焦点，是关于目前所应用的局部骨缺损的骨增量程序和应用了许多材料及技术的各种相关方案的临床效果。会议的结论发表于2009年《国际口腔颌面种植学杂志》（*International Journal of Oral & Maxillofacial Implants*）增刊。

本次出版的"国际口腔种植学会（ITI）口腔种植临床指南"系列丛书第五卷，概览了第四次共识研讨会的结果和共识性论述，并纳入了研讨会之后4年间所发表的上颌窦底提升相关文献的最新评述。本书强调科学证据，侧重于评估是否进行上颌窦底提升、选择正确的治疗方案和骨增量方法等相关临床建议及指导原则。通过详细的病例报道，图文并茂地阐述了所有的临床程序。

正如"国际口腔种植学会（ITI）口腔种植临床指南"系列丛书的前4卷，作者希望第五卷将为临床医师在对上颌窦底提升患者进行种植治疗时，最大限度地降低并发症风险，确保获得可预期的长期稳定效果，提供宝贵的源泉和价值非凡的参考意见。

2 国际口腔种植学会（ITI）第四次共识研讨会纪要及文献评述：上颌窦底提升程序

国际口腔种植学会（International Team for Implantology，ITI）是独立的学术机构，汇集了种植牙科学和相关组织再生等各个领域的专家。国际口腔种植学会（ITI）基于长期临床结果所支持的临床循证医学研究，定期出版"国际口腔种植学会（ITI）口腔种植临床指南"，并且已经被证实是牙种植学临床医师从业的宝贵源泉。

国际口腔种植学会（ITI）定期召开共识研讨会，评述牙种植学的当前文献、评价支持大量的临床程序、技术和生物材料的科学证据，会议纪要发表于同行评议性期刊。2008年8月，在德国斯图加特召开了国际口腔种植学会（ITI）第四次共识研讨会。在此次研讨会上，国际口腔种植学会（ITI）教育委员会提议集中关注于以下4个专题：

- 种植治疗的风险因素
- 牙种植学的新技术和新工艺
- 种植体负荷方案
- 牙种植学的外科技术

［国际口腔种植学会（ITI）第四次共识研讨会纪要，《国际口腔颌面种植杂志》（*International Journal of Oral and Maxillofacial Implants*）2009.24卷，增刊］

为每项专题研究推选一个工作组。第四工作组在Stephen Chen的领导下，评述有关外科技术方面的文献，上颌窦底提升程序是该组关注的专题之一。

第四工作组的成员：

Mauricio Araújo

Alessandro Lourenco Januário

Anthony Sclar

Jay Beagle

Simon Storgård Jensen

Hendrik Terheyden

Daniel Buser

Lars-Åke Johansson

Alex Yi-Min Tsai

Paolo Casentini

John D. Jones

Gerhard Wahl

Matteo Chiapasco

Dehua Li

Dieter Weingart

Ivan Darby

Thomas Oates

Gerrit Wyma

Javier Fábrega

Bjarni E. Pjetursson

Alvin B. K. Yeo

Paul Fugazzotto

Waldemar Daudt Polido

Timothy W. Head

Paul Rousseau

以下为上颌窦底提升的共识性论述和推荐的临床程序。

2.1 共识性论述

要求第四工作组准备了牙种植学外科技术方面的循证性评述文件。两篇评述涵盖了与上颌窦底提升相关的技术及生物材料：

- Simon Storgård Jensen, Hendrik Terheyden. 牙槽嵴局限性缺损的骨增量程序：各种自体骨移植和骨替代材料的临床结果（Jensen和Terheyden，2009）。
- Matteo Chiapasco, Paolo Casentini, Marco Zaniboni. 牙种植学的骨增量程序（Chiapasco等，2009）。

专业术语的定义

下列术语摘选自《口腔颌面种植学词汇》（*Glossary of Oral and Maxillofacial Implants*）（Laney 2007）：

- **上颌窦底提升**（maxillary sinus floor elevation）：为了在上颌窦气化和/或垂直向牙槽嵴高度丧失的上颌后部植入种植体所采用的骨增量程序。
- **自体移植材料**（autograft，与autologous/autogenous graft 同义）：将同一个体的组织由一处移植至另一处。
- **同种异体移植材料**（allograft）：同一物种不同基因个体之间的移植材料。
- **异种移植材料**（xenograft）：来自不同物种的移植材料。
- **异质材料**（alloplast）：植入组织内的无机合成材料或惰性外源材料。

应用穿牙槽嵴技术进行上颌窦底提升

就上颌后部骨增量而言，应用穿牙槽嵴技术（transcrestal technique）进行上颌窦底提升是一项可预期的治疗程序。可应用多种骨移植材料，无论是单独还是联合应用，均具备安全性和可预期性。这些骨移植材料包括自体移植材料、同种异体移植材料、异种移植材料和异质材料。目前，对应用骨移植材料能否改善预后尚不清晰。

应用侧壁开窗技术进行上颌窦底提升

就上颌后部骨增量而言，应用侧壁开窗技术（lateral window technique）进行上颌窦底提升是一项可预期的治疗程序。可应用多种骨移植材料，无论是单独还是联合应用，均具备安全性和可预期性。这些骨移植材料包括自体移植材料、同种异体移植材料、异种移植材料和异质材料。应用自体移植材料并不能改善粗糙表面种植体的存留率，但可以缩短愈合时间。

种植体存留率受上颌骨的剩余骨量及骨密度的影响，与所采用的骨移植程序的种类无关。

粗糙表面种植体植入骨增量后的上颌窦与植入无须骨增量的天然骨组织相比较，其存留率类似。

2.2　推荐的临床方法

应用穿牙槽嵴技术进行上颌窦底提升

- 当种植位点的牙槽嵴宽度充分、初始骨高度 ≥5mm，并且上颌窦底形态相对平坦时，推荐应用穿牙槽嵴技术进行上颌窦底提升。

该技术的主要缺点是存在上颌窦黏骨膜穿孔的风险，并且难以掌控。穿牙槽嵴技术只适用于具有侧壁开窗上颌窦底提升经验的医师。获得种植体初始稳定性是采用本技术的先决条件。

应用侧壁开窗技术进行上颌窦底提升

- 当种植位点的初始骨高度有限、不允许植入所期望长度的种植体时，应用侧壁开窗技术进行上颌窦底提升可以增加骨高度。
- 上颌骨萎缩是发生在三维度上。因此，在上颌后部无牙区不只是评估上颌窦下方的初始骨高度，还应该评估牙槽嵴的垂直向和水平向骨缺损。如果存在相应的垂直向和水平向的颌位关系偏差，建议应用外置法骨增量来创建充分的骨量和正确的颌位关系，目的是获得理想的种植体植入位置和在此基础上获得理想的种植修复体。
- 应当记录初诊时的相关临床数据，并按照充分界定的标准进行骨缺损分类。
- 如果利用初始骨高度能够获得种植体初始稳定性，建议同期植入种植体（同期种植方案）。而利用初始骨高度不能获得初始稳定性，应该将上颌窦底提升作为一个单独的程序，然后延期植入种植体（分阶段种植方案）。
- 应该使用粗糙表面种植体。可以考虑用屏障膜覆盖骨窗。

2.3 文献评述

S. S. Jensen

在2008年8月举行的国际口腔种植学会（ITI）第四次共识研讨会上，对作为主要专题的上颌窦底提升进行了全面评述。以下是文献总结，包括在研讨会期间所评述的文献和研讨会之后公开发表的其他重要文献。

2.3.1 上颌窦底提升：侧壁开窗技术

备注：为了提高可读性，第8.1章节中单独提供大量的参考文献列表（即文中上标方括号内数字）。

种植体存留

就增加上颌后部骨高度、允许植入理想长度的种植体而言，应用侧壁开窗技术进行上颌窦底提升是一项获得文献充分证实的可靠性治疗程序。在85项研究中包含了修复性负荷1年之后或更久的随访数据，其中报告了4807例患者，在骨增量的上颌窦中植入了14944颗种植体[1]。

在修复性负荷12～107个月（平均数为31.2个月，中位数为29个月）之后，存留率为61.2%～100%（平均数为94.2%，中位数为95%）。粗糙表面种植体（钛浆喷涂、酸蚀和/或喷砂，或HA涂层）的存留率为88.6%～100%（平均数为97.7%，中位数为98.8%），相比之下机械光滑表面种植体的存留率为61.2%～100%（平均数为87.9%，中位数为89%）。植入增量和未增量的上颌骨内的粗糙表面种植体的存留率相类似。然而，对于确定成功率而言，却罕见关于建立和充分界定成功标准的报道（Chiapasco等，2009）。

窦底骨高度

上颌窦底和上颌后部牙槽嵴顶之间的垂直距离构成了窦底骨高度（也称为初始骨高度或剩余骨高度）。通常利用窦底骨高度决定是采用上颌窦底提升同期种植方案，还是优先考虑分阶段种植方案。在文献提供的数据中，骨移植前窦底骨高度的平均值为3.8mm，同期和分阶段种植的高度分别为4.4mm和2.9mm。在分阶段种植程序中，骨移植和种植体植入之间的平均愈合时间为6个月，种植体植入和负荷之间的平均愈合时间为6.3个月。

骨移植方案

在19项研究中（740例患者、2481颗种植体），仅使用一种骨代用品[2]。

在36项研究中（1210例患者，2481颗种植体），或者仅使用自体骨移植材料，或者自体骨移植材料与一种骨代用品混合使用[3]。

以上两组的平均窦底骨高度分别为3.3mm和4.0mm。对于分阶段种植程序，种植体植入前的平均愈合时间分别为6.6个月和5.6个月。在仅使用骨代用品的组中，负荷12～107个月之后的存留率为82%～100%（平均数为96.3%，中位数为97.5%）。相比之下，在使用自体骨的组中，负荷长达60个月，存留率为61.2%～100%（平均数为92.0%，中位数为94.4%）。在不包括应用光滑表面种植体的研究中，单独使用一种骨代用品、负荷长达42个月，存留率为88.6%～100%（平均数为96.6%，中位数为96.8%）；相比之下，混合使用颗粒状自体骨移植材料、负荷长达60个月，存留率为96%～100%（平均数为99.4%，中位数为100%）。

至少有3项以上的研究，记录了上颌窦底提升的8种骨移植方案。

在11项研究中（565例患者、1771颗种植体），上颌窦底提升仅使用了去蛋白牛骨基质（deproteinized bovine bone mineral，DBBM）[4]。

其中4项研究报告的初始骨高度平均为2.8mm（70例患者、215颗种植体）。在负荷12～68个月后的存留率为85%～100%（平均数为96.2%，中位数为97%）。

在另外11项研究中，应用DBBM和颗粒状自体骨移植材料[5]。

然而，4项研究报道为不同时间段的同一组患者（Hallman等，2001，2002a，2004，2005）。因此，只纳入了最后随访时的临床数据（Hallman等，2005）。总计有411例患者植入了1061颗种植体。5组患者的初始骨高度平均为4.4mm。负荷后随访12～60个月，存留率为89%～100%（平均数为95.6%，中位数为94.9%）。

在10项研究中，使用块状自体骨移植进行上颌窦底提升，自体骨均取自髂嵴[6]。

5项研究（155例患者）在骨移植程序同期植入560颗种植体，而4项研究（85例患者、351颗种植体）的记载为分阶段种植程序（1项研究没有区分是分阶段还是同期植入种植体）。行使功能长达58个月，总体存留率为61.2%～94.4%（平均值为83.5%，中位数为84.9%）。块状自体骨移植同期或分阶段植入种植体，存留率分别为61.2%～92.2%（平均数为78.7%，中位数为79%）和76.9%～94.4%（平均数为87.4%，中位数为89.1%）。

在7项研究中（205例患者、850颗种植体），上颌窦底提升应用了取自不同供区的颗粒状自体骨[7]。

负荷12～54个月，存留率为82.4%～100%（平均数为5.1%，中位数为99.5%）。

在4项研究中（94例患者、338颗种植体），应用颗粒状自体骨移植材料和同种异体移植材料混合移植（其中2项研究没有报告患者数量；Peleg等，1998；Mazor等，1999；Peleg等，1999；Kan等，2002）。负荷长达42个月，所有的4项研究均报道存留率为100%[8]。

在同一组患者的3项研究中，应用颗粒状异质材料羟基磷灰石作为上颌窦底提升的骨移植材料（56例患者、135颗种植体；Mangano等，2003，2006，2007）。行使功能后长达36个月，存留率为96%～100%（平均数为8.7%；中位数为100%）[9]。

在3项研究中，混合同种异体脱矿冻干骨（DFDBA）和DBBM（Valentini和Abensur，1997；Kan等，2002；Valentini和Abensur，2003）用于113例上颌窦底提升（Kan等，没有报道患者量），并植入283颗种植体。行使功能长达107个月，存留率为82.1%～96.8%（平均数为90.1%，中位数为90.7%）[10]。

在3组病例中（63例患者、110颗种植体），上颌窦底提升没有应用骨移植材料，而是用同期植入的种植体作为所提升的施耐德膜的帐篷状支柱，使血凝块占据所创造的空间（Lundgren等，2004；Chen等，2007；Thor等，2007）。负荷12～27.5个月之后，存留率为97.7%～100%（平均数为99.2%，中位数为100%）[11]。

屏障膜覆盖侧壁窗口

在16项研究中（660例患者、1975颗种植体），用屏障膜覆盖侧壁窗口[12]。

在28项研究中（1020例患者、3185颗种植体），没有应用屏障膜[13]。

应用和不应用屏障膜，在负荷长达60～107个月之后存留率分别为92%～100%（平均数为97.8%，中位数为99.1%）和61.2%～100%（平均数为92.9%，中位数为94.9%）。除外应用光滑表面种植体的研究，应用屏障膜、负荷长达60个月后的存留率为92%～100%（平均数为98.5%，中位数为100%），而不应用屏障膜、负荷长达36个月之后的存留率为93%～100%（平均数为98.5%，中位数为100%）。

并发症

施耐德膜穿孔是最常见的术中并发症，在报道的病例中占10%～20%（范围为0～58%；Pjetursson等，2008；Chiapasco等，2009）。不到1%的病例由于穿孔较大不得不终止手术。有些研究证实穿孔大小和随后的种植体脱落存在相关性，而其他一些研究未见这种关联。在报道中只有少数病例发生了其他的术中并发症，包括出血过多、种植体异位或移植材料进入上颌窦腔和眶下神经损伤等。在报道中，有3%的病例发生术后感染的并发症，而部分或全部植骨材料丧失者不足1%。创口裂开，是一种罕有报道的术后并发症。

2.3.2　上颌窦底提升：穿牙槽嵴技术

种植体存留率

在18项研究中，记载了穿牙槽嵴上颌窦底提升术（也称之为骨凿技术，osteotome technique）[14]。

在1096例患者中植入了1744颗种植体。在修复性负荷12～64个月（平均数为27.1个月，中位数为24个月）之后，存留率为83%～100%（平均数为95.9%，中位数为97.3%）。

窦底骨高度

在14项研究中，报道的平均窦底骨高度（subantral bone height）为6.4 mm。除1项研究外（Stavropoulos等，2007），其他所有的研究均在穿牙槽嵴上颌窦底提升同期植入了种植体[15]。

骨移植方案

在8项研究中，所报道的平均初始骨高度为5.8mm，上颌窦底提升未应用骨移植材料（249例患者、443颗种植体）[16]。

负荷12～36个月（平均数为23.3个月，中位数为23个月），存留率为91.4%～100%（平均数为95.6%，中位数为96.5%）。

在4项研究中，122例患者、平均初始骨高度为7.5mm、植入195颗种植体，只使用DBBM作为骨移植材料（Zitzmann和Scharer，1998；Deporter等，2005；Rodoni等，2005；Krennmair等，2007）。负荷后随访12～45个月，存留率为95%～100%（中位数为99%）[17]。

使用自体骨移植材料的患者量（489例）最大，窦底平均初始骨高度为6.6mm、植入了771颗种植体。负荷后随访20～54个月（Fugazzotto和De Paoli，2002；Ferrigno等，2006），存留率为93.8%～97.8%（中位数为94.8%）[18]。

3 上颌窦底提升程序的术前评估与计划

S. S. Jensen, H. Katsuyama

　　对需要上颌窦底提升（SFE）的病例，仔细地筛选患者对种植治疗的长期成功极其重要。就正确的评估而言，医师需要深入了解上颌窦及其相邻结构的解剖和拔牙后发生的骨改建类型。需要评估每项病史的相关方面，以确定患者是否适合上颌窦底提升。医师需要详细地理解适应证和禁忌证、可以采纳的各种治疗选项以及不同放射线技术的指征。只有基于这些信息，医师才能筛选合适的病例并考虑上颌窦底提升时是否需要骨移植。

3.1 解剖

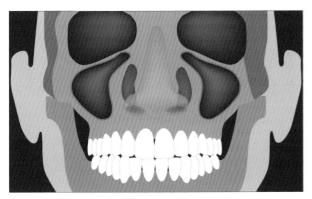

图1a　上颌窦正面观

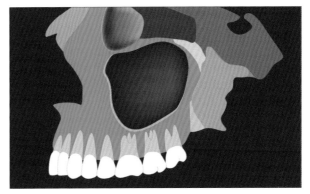

图1b　上颌窦侧面观，上颌窦底向前方和下方有限扩张

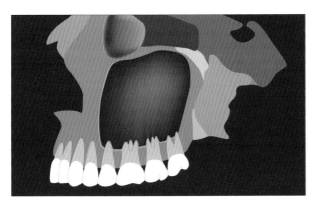

图1c　上颌窦侧面观，上颌窦底扩张至上颌磨牙和第二前磨牙根尖周围

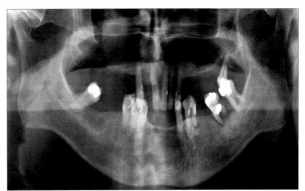

图2　曲面体层放射线片，显示双侧上颌窦扩展至中切牙

上颌窦是位于上颌骨内的锥状腔隙（图1a～c）。

鼻腔侧壁形成锥体的基部，尖端位于颧上颌支柱内。上颌窦的顶部（即颅侧骨壁）即眶下壁，容纳眶下管。与鼻腔的交通（半月形裂孔）位于上颌窦的后上部，恰好在中鼻甲下方。为了最大限度地降低术后感染的并发症，应该保持该通道通畅，清除任何的骨移植材料。通常，上颌窦向前扩展至前磨牙或尖牙区域，但差异较大（图2）。

上颌窦底通常会向下凹陷，最低点在第一磨牙区域。在恒牙萌出之前，窦腔并未占据大量的空间，然而在整个一生中逐渐增大。整个青春期都在发生进行性气化，上颌后部牙缺失之后可发生进一步气化。通常可见锥状的隆起伸入窦腔，在上颌磨牙和前磨牙位点的根部反折。骨壁或间隔会从窦底和侧壁突入窦腔（图3a，b）。

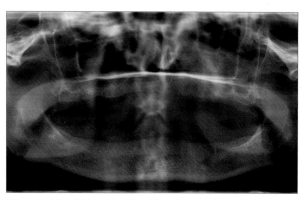

图3a　牙列缺失患者曲面体层放射线片，双侧上颌窦后1/3处存在间隔

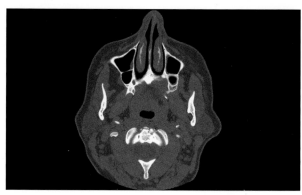

图3b　同一患者CT扫描的横断面，确认存在间隔。在此层面，间隔在颊舌向上将上颌窦完全分隔为两个部分

事实上，间隔可将整个上颌窦分隔为两个或更多、几乎完全隔离的腔隙。间隔的发生率为16%～58%，最常见的形式为一个单方向的间隔（Koymen等，2009）。间隔可分类为原发性和继发性间隔，前者为自然发育，而后者形成于后牙缺失之后的不规则性气化。术前鉴别上颌窦底的任何不规则性变化至关重要，因为不规则性变化将增加术中上颌窦膜穿孔的风险。

上颌窦的黏膜衬里（也称之为上颌窦膜或施耐德膜）由正常的呼吸纤毛上皮和其下方的薄层结缔组织所构成，其厚度为0.45～1.4mm。黏骨膜菲薄增加了术中穿孔的风险，在准备手术时，任何术前所见均有助于甄别黏骨膜厚度。通常，许多因素与黏骨膜肥厚有关：厚龈生物型和慢性上颌窦炎病史。相比之下，吸烟者的黏骨膜厚度趋向于变薄（Aimetti等，2008；Hadar等，2009）。如果由于上颌窦病变（例如上颌窦炎或黏膜囊肿）导致黏骨膜厚度增加，禁忌上颌窦底提升程序。此类情况应该在上颌窦底提升程序之前分阶段单独处理。

上颌窦外侧骨壁的厚度差别很大，正常的范围是0.5～2.5mm，通常在男性略高于女性（Neiva等，2004；Yang等，2009）。术前，只能通过锥束CT或传统CT扫描的横断层来获取这些信息。

上颌窦的血供来源于眶下动脉、腭大动脉和上牙槽后动脉。后者与上颌窦底提升程序密切相关，因为它可能穿越拟进行侧壁骨窗预备的区域。骨内的上牙槽后动脉距牙槽嵴的平均距离为16～19mm（Elian等，2005）。如果发生术中过多出血，出血通常源自上颌窦侧壁或施耐德膜的裂孔。上颌窦底本身几乎不含有具备临床意义的血管。然而，当应用穿牙槽嵴技术进行上颌窦底提升时，若上颌窦颊舌向狭窄，则可能导致骨凿触碰侧壁，从而会引起上牙槽后动脉的明显出血。

3.2　病史

在进行种植体植入和骨增量之前，必须全面回顾患者的病史。在决定患者是否适合上颌窦底提升之前，尤其要关注可能影响骨愈合的患者相关性因素。

系统的内容包括：

1. 一般健康状况。
2. 用药情况。
3. 过敏反应。
4. 吸烟和饮酒。
5. 依从性。

3.2.1　一般健康状况

计划进行上颌窦底提升的患者，应该不存在任何影响骨愈合的局部或系统性疾病。接受过头颈部放疗的患者，如果照射野包括颌骨就不应该考虑上颌窦底提升。血糖控制不佳的糖尿病患者（即未控制的糖尿病），术后感染的易感性增加，因此对此类患者的治疗要更加谨慎。但是，对控制良好的糖尿病患者并不禁忌上颌窦底提升程序（Tawil等，2008）。器官移植的患者要长期接受免疫抑制治疗，有些实验研究已经证明免疫抑制剂（例如环孢素）降低了种植体周围的正常骨结合，但未见可用于判定此类患者是否可进行种植体植入或上颌窦底提升程序的有效临床数据。因此建议只有出现支持种植体植入和骨增量的临床数据时，才可以选择这些治疗方法（Bornstein等，2009a）。骨质疏松症是否是种植失败的风险因素充满争议。尽管骨质疏松症本身并不禁忌种植体植入或上颌窦底提升，但长期口服双膦酸盐可能增加失败的风险（Bornstein等，2009a）。未见关于神经紊乱疾病患者进行种植体植入或骨增量的研究。这类疾病本身并不禁忌种植体植入或骨增量，但会影响患者的依从性。确保这些患者能够遵循术后医嘱并维持良好的口腔卫生至关重要。

3.2.2　用药情况

在外科手术前应该及早获得患者完整的用药清单，允许医师评估服用的药物是否对拟议的治疗方案构成了绝对禁忌证。绝对禁忌证应该包括静脉注射双膦酸盐、化疗，或事实上任何可抑制骨愈合或免疫反应的药物。服用其他类型的药物，例如抗血栓药物，意味着在术中要多加小心。一般不需要中止抗血栓治疗，因为严重出血的风险通常显著低于血栓的风险（Madrid和Sanz，2009）。如果预计采用可能增加出血风险的复杂程序（例如大量的骨增量、口腔外取骨），可以停药或将剂量从治疗水平减少到预防水平。任何用药的调整都必须征得患者内科医师的同意。

此外，种植医师要确保与种植手术相关的常规用药不会与之前提到的用药相互作用。许多已知的与抗生素、镇痛药的相互作用提示，对应用抗血栓的维生素K拮抗药患者的用药应特别谨慎。

3.2.3 过敏反应

尽管过敏反应本身并非上颌窦底提升的争论点，但有些患者可能对以上提到的围手术期某种用药过敏，尤其包括抗生素和镇痛药。

3.2.4 吸烟和饮酒

无论是在天然的自体骨还是骨增量后的上颌后部进行种植体植入，吸烟均为风险因素（Mc-Dermott等，2006；Huynh-Ba等，2008；Heitz-Mayfield和Huynh-Ba，2009）。尽管吸烟并不被视为是上颌窦底提升程序的绝对禁忌证，但必须告知患者种植体脱落和种植体周围骨组织感染的风险加大。应该督促患者戒烟，至少减少吸烟量。

已经明确饮酒将影响骨移植。然而，酗酒种植患者的主要问题很可能是存在的综合因素，例如营养不良、口腔卫生和依从性不良（Li和Wang，2008）。因此，对存在任何此类问题的患者都应该进行极其细致的评估。在许多情况下，应该首选其他种植治疗方案替代包含上颌窦底提升程序的种植治疗方案。

3.2.5 依从性

不能遵循术后医嘱，或口腔卫生不佳的患者不适合进行上颌窦底提升程序。

3.3 临床检查

3.3.1 上颌窦底提升的指征和禁忌证

基于充分界定的临床指征，认真和正确地选择患者对上颌窦底提升的种植治疗获得长期成功至关重要。而正确地选择病例则要求全面地（临床和放射线）检查和细致地制订治疗计划。除了进行种植治疗的常规检查之外，特殊之处是将上颌窦检查作为一个独立的检查要素。要从修复的角度专门评估牙槽嵴形态和颌位关系。详尽的放射线检查（通常应用计算机断层扫描）必不可少。通过这些详尽的检查，基于可以应用的最佳科学证据制订最终的治疗计划。

在无牙的上颌后部需要进行上颌窦底提升时，建议遵循以下治疗目标：

1. 咬合延伸至少达到第一磨牙。
2. 在局部麻醉下，门诊手术室进行手术。
3. 从口内供区取骨。
4. 同期植入种植体（只是在确保获得种植体初始稳定性的条件下）。

上颌窦底提升程序可以被分为两大类：穿牙槽嵴技术和侧壁开窗技术。当手术位点的条件理想时（即：充足的颊舌向骨宽度，获得种植体初始稳定性所需的充足的窦底骨高度，可接受的颌位关系），可选择穿牙槽嵴技术。由于严重的骨吸收（骨缺失）或复杂的上颌窦解剖（即：存在副腔隙），不可能采用穿牙槽嵴技术时，首选侧壁开窗以获得入路。此外，当尝试穿牙槽嵴技术导致上颌窦膜穿孔时，可能需要再转回侧壁开窗技术。

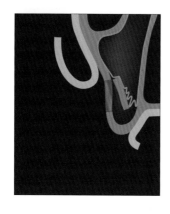

图4　狭窄的上颌窦

3.3.2　局部风险因素

禁忌证

接受全剂量放疗和静脉滴注双膦酸盐的患者禁忌上颌窦底提升。

高风险因素

慢性牙周炎是上颌窦底提升和种植治疗的风险因素。牙周炎未治疗的患者不能进行种植体植入或上颌窦底提升，除非牙周炎得到了成功的控制。与没有牙周炎病史的患者相比，即使在牙周炎治疗之后进行种植体植入或上颌窦底提升，仍然趋向于较低的存留率和/或成功率（Heitz-Mayfield和Hyunh-Ba，2009）。因此，应该告知有牙周炎病史的患者其种植体周围炎及种植失败的风险加大。

急性上颌窦炎是上颌窦底提升的高风险因素。据报道，牙源性因素占上颌窦炎病因的10% ~ 12%（Brook，2006），病灶牙可患有根尖周病变或囊肿。与对照组相比，患有根尖周病患者可能发生上颌窦炎的比率为3.6（$P<0.0001$，Abrahams等，1996）。此外，疑似上颌窦与牙齿根尖相通的病例，建议在拔牙和上颌窦底提升之间要有充足的愈合期，最大限度地降低施耐德膜穿孔的风险。

当拔牙之后软组织和硬组织愈合不理想时，将显著增加上颌窦底提升的难度。拔牙窝和上颌窦

相通将增加黏骨膜穿孔的风险，由此加大了外科风险。因而需要仔细评估这种可能性。很多牙周炎导致牙齿缺失的病例，是因为局部骨组织的大量破坏。在这种情况下，由此而产生的骨缺损和上颌窦底的关系变得复杂。同时也应该注意，存在严重骨吸收时需要（三维方向）大量的骨增量。通常，此类病例需要从口外取骨，例如髂嵴。

中度风险因素

一些研究已经报道了吸烟患者较之不吸烟患者，上颌窦底提升的种植体失败率相对较高（Keller等，1999；Olsen等，2000；Mayfield等，2001；Kan等，2002）。关于植骨位点的种植体失败率，近期的系统性文献评述显示吸烟患者几乎是不吸烟患者的2倍（Pjetursson等，2008）。尽管没有统计上的显著性差异，在考虑为吸烟患者进行上颌窦底提升时应该谨慎行事。应当注意到，吸烟合并牙周炎治疗史已经被清楚地确定为种植体存留和生物学并发症的风险因素（Heitz-Mayfield和Hyunh-Ba，2009）。

上颌窦膜异常（例如肥厚）并非上颌窦底提升的禁忌证，但应当被视为相对风险因素。

施耐德膜肥厚的原因包括：慢性上颌窦感染、根尖周囊肿、过敏反应、良性肿瘤、发育性囊肿和纤维增殖症等。

根据包含牙齿症状在内的临床检查（例如：钝痛、根尖周气化）和患者的病史，确定窦膜增厚是否源自感染性病因（Brook，2006）。

在鼻腔，常见炎性息肉。

轻度的窦膜增厚或非感染性的窦膜肥厚，通常可以放心地进行上颌窦底提升。拔牙后愈合异常的位点，将增加上颌窦膜穿孔的风险，必须保证有充足的时间以允许上颌窦膜愈合与恢复（van den Bergh等，2000a）。由感染、大疱性疾病或异常愈合导致的任何牙槽黏膜异常都将增加上颌窦底提升手术之后软组织创口裂开的风险，上述应当在上颌窦底提升之前给予治疗并加以解决。

在术前CT研究中确定的任何副腔隙都需要评估其复杂性。通常将不复杂的副腔隙视为黏骨膜穿孔的中度风险。上颌窦是一个锥状腔隙，其前部经常呈狭窄型（图4）（van den Bergh等，2000a；Velloso等，2006），这通常是发生穿孔的部位。对于获得进入这种狭窄上颌窦的充分通路非常困难，可能需要比预计更大的窗口。当存在动脉时，侧壁的任何截骨都将增加术中及术后出血的风险（Greenstein等，2008）。为了鉴别在侧壁上罕见的血管，必须进行包括CT扫描在内的详细的术前分析（van den Bergh等，2000a）。

通常，上颌后部的骨密度较差。与颌骨其他的区段（上颌前部、下颌前部和下颌后部）相比，上颌后部骨密度（Hounsfield 单位）最低（de Oliveira等，2008；Turkyilmaz等，2007）。但有一项研究发现这种差别并不具有统计学意义（Fuh等，2010）。如果皮质骨层极薄，难以获得种植体初始稳定性。如果缺乏松质骨，单独使用骨代用品进行骨再生则非常困难，必须单独应用自体骨或联合应用骨代用品（Jensen和Terheyden，2009）。

在上颌后部也很有可能会遇到不理想的颌位关系，原因是磨牙区三维方向上特殊的骨吸收类型。可能需要上颌窦底的垂直向和水平向骨增量来获得理想的修复效果，此类病例需要使用块状自体骨移植。在种植体植入时，若存在牙槽嵴垂直吸收和上颌窦气化的双重作用所导致的骨高度不足时，需要考虑进行牙槽嵴的垂直向骨增量。

尽管磨牙症与种植失败的相关证据不足（Lobbezoo等，2006），但在上颌窦底提升之后植入种植体时，应该采取相关的预防措施，认真考量关于修复体跨度和设计等所有的生物力学因素。根据临床情况，通常建议尽可能多植入种植体和选用长种植体。延长种植体负荷之前的愈合期，将有助于将风险最小化。如果骨高度不足并且不能保证植入足够数量的种植体，首选种植体支持式覆盖义齿，黏膜可以分担一些负荷。建议夜间佩戴殆垫（Zinner等，2008）。

计划上颌窦提升时，需要在术前评估邻牙的状况（例如剩余牙的结构或牙髓状况），目的是将不希望发生的与牙相关的任何并发症降至最低。因为这些并发症的持续存在，最终可能会影响种植治疗的长期效果。

3.3.3 知情同意

种植治疗的上颌窦底提升是复杂的外科程序。医师需要向患者解释上颌窦底提升的优点和缺点，并获得知情同意。讨论时应该包括如下问题：

1. 其他修复选项的优点和缺点，包括带有远端悬臂的固定修复体和可摘义齿。
2. 其他种植选项，包括缩短牙弓、种植体支持式带有远端悬臂的固定修复体、成角度植入种植体来扩大种植体支持式修复体的远中延伸（见第3.5章节）。
3. 选择的生物材料和来源（口内、口外），以及自体骨量（Chen等，2009）。
4. 短期和长期手术风险（例如上颌窦炎），以及长期预后（存留率和成功率，上颌窦底提升并发症的比例）。
5. 美学风险，特别是大笑时能暴露上颌后牙的患者（Fradeani，2004）。
6. 治疗费用，包含上颌窦底提升的种植程序总是比标准的种植治疗昂贵。
7. 治疗周期，特别是上颌窦底提升分阶段种植方案要延长治疗周期。
8. 美学要求、患者配合程度和知情同意。

3.4 涉及上颌窦种植治疗的放射线片、锥束CT和传统CT

3.4.1 放射线技术和辐射暴露

上颌窦影像的放射线技术

对于任何类型的种植治疗，放射线影像对确定解剖复杂性和最适宜的治疗方案都不可或缺。当计划在萎缩的上颌后部进行种植时，计算机断层扫描（CT）特别有效，从诊断学角度能够全面了解上颌骨的形态，而单独依靠曲面体层放射线片则无法比拟（Dula等，1996）。欧盟指南（口腔种植的放射线诊断2004）建议普通的牙齿放射线片和曲面体层放射线片应该与传统CT或锥束CT（CBCT）相结合。表1列举了所推荐的各种放射线技术的检查计划。

辐射暴露

每一种放射线检查，患者都会受到辐射暴露。因此，医师有必要了解放射剂量和可能包括在辐射野内的解剖结构。上颌窦影像投照时，一般暴露于辐射、并对辐射特别敏感的结构包括眼角膜和唾液腺（Ekestubbe等，1993）。

国际放射线防护委员会（International Commission on Radiological Protection，ICRP）建议在种植治疗的计划阶段使用放射线片（2007）。CT可以提供大量、详细的信息，例如上颌窦和上颌后部的形态，间隔或血管是否存在，但缺点是辐射暴露较大（Dula等，1996；Ganz，2009）。

表1 上颌窦和上颌后部的放射线影像：时机和推荐的技术

	根尖放射线片	曲面体层放射线片	CT或CBCT
初诊	●	●	
术前	○	○	●（上颌／下颌）
术后（上颌窦底提升之后）	●	○	○（上颌）
术后（种植体植入之后）	●	○	○（上颌）
长期随访	●	○	△
急诊	△	○	●

● 推荐　○可选　△备选

表2 辐射暴露导致的诸如癌变率和致命性癌症风险的随机效应

放射线技术	效应剂量	致命性癌症的风险
口内牙齿放射线片	$1 \sim 8\,\mu Sv$	$(0.02 \sim 0.6) \times 10^{-6}$
曲面体层放射线片	$3.85 \sim 30\,\mu Sv$	$(0.21 \sim 1.9) \times 10^{-6}$
锥束CT（CBCT）	$27 \sim 1073\,\mu Sv$	—
多层CT（MCT）	$474 \sim 1410\,\mu Sv$	上颌 $(8 \sim 242) \times 10^{-6}$ 下颌 $(18.2 \sim 88) \times 10^{-6}$

因此，强烈推荐只是在术前进行CT扫描以评估上颌窦的解剖形态。因此对多数病例通常首选CBCT，因为其辐射有效剂量显著低于传统的多层CT（MCT），特别是对需要进行多次检查的病例。然而，考虑到引发恶性肿瘤的风险，需要对每个病例拍摄CBCT的指征进行仔细地评估。表2总结了发生致命性癌症风险的各种放射线技术的效应剂量（欧盟指南2004，Koong，2010）。

MCT和CBCT的效应剂量涵盖范围较宽，MCT释放的剂量根据放射线医师对具体患者所采用成像程序而有所差异。就牙科学中的多数诊断目的而言，报道指出低剂量的MCT程序已经能够获得足够质量的诊断影像（Koong，2010）。CBCT可调整的成像程序比MCT要少，CBCT释放的有效剂量主要取决于所使用的设备。奇怪的是，某些小视野设备的放射剂量比大视野设备还要高。对此，却发现很难比较这些不同视野的设备和相关的研究（De Vos等，2009）。

3.4.2 各种检查技术的特点

口内放射线片和曲面体层放射线片

就获取初步信息和评估拔牙之后垂直向骨吸收程度而言，使用持片器和平行投照技术的口内放射线片是一种很好的成像技术。曲面体层放射线片也能提供良好的全景影像，但伴随影像延伸会有不同程度垂直向和水平向失真。影像延伸可能存在不同程度的放大（15%~30%）因素，将影响到解剖结构之间的位置关系。这种全景技术将作为评估是否需要上颌窦底提升和征得患者同意后接受CT扫描的依据。

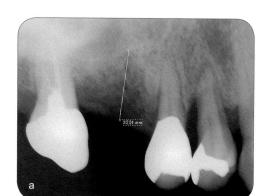

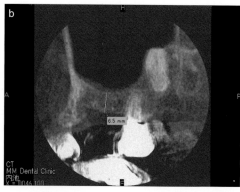

图5a，b　术前窦底骨组织的检查，通常不能只使用传统的根尖放射线片。本病例，口内片显示骨高度为12.2mm（a），但CBCT显示真实高度只有6.5mm（b）。建议尽可能应用CT进行三维诊断，即使是只计划用很少的种植体

口内放射线片

应用平行投照技术的口内放射线片能够提供可用骨高度和骨小梁的信息。然而，由于该技术不能反映颊舌向骨宽度，单独应用时不能准确地评估很多拟种植位点。如果胶片没有与牙槽嵴长轴平行，和/或X线束没有与胶片垂直，必须要注意到影像失真。图5a和b列举了失真的程度。口内放射线片表明骨高度足以植入种植体而不需要骨增量（图5a），但是CBCT显示事实上的骨高度已经显著降低（图5b）。这种量值的诊断错误会导致严重的临床后果。

种植体植入之后，建议拍摄口内放射线片证实种植体植入的效果和长期监测种植体周骨组织状态（图6）。

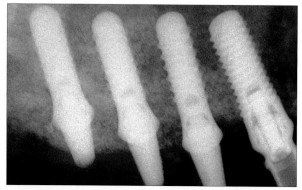

图6　口内放射线片具有辐射照射相对较低和易于操作的优点，因此可以有效地用于在初诊时评估窦底骨量和种植体植入之后的纵向观察。此影像显示同期和分阶段联合植入种植体3年之后的种植体周围骨组织状态。从近中侧开始，第一颗种植体为拔牙窝种植，第二颗种植体为上颌窦底提升同期种植方案，第三和第四颗种植体为分阶段种植方案。鉴于辐射剂量，目前认为CT影像并不适合常规性纵向检查

曲面体层放射线片

该项检查提供了可能会影响种植体治疗的大量信息：上颌窦形态、与上颌窦底相关的牙槽骨形态以及其他病变（例如，颌骨、上颌窦或颞下颌关节）等。其缺陷是非断层影像，对内部结构的了解（例如，存在间隔）低于CT的信息。拍片者要注意提防投射到上颌前牙根尖方的假性气化腔隙（图7）。为了避免这种假象，投照时舌背应该紧贴着硬腭。

计算机断层

MCT由多层影像组成，通过精细的平行、扇形或楔状的放射线束以螺旋状围绕投照主体拍摄（图8）。相比之下，CBCT影像是通过发出锥束／锥体状放射线，围绕投照主体旋转一周完成（图9）（Scarfe和Farman，2008；White和Pharoah，2008）。获取MCT数据时患者通常为仰卧姿扫描，而多数CBCT是采取坐姿或站姿扫描（Koong，2010）。

MCT与CBCT的对比

目前，没有可用于选择MCT或CBCT的具体指南，必须在慎重考虑这两种技术的差别之后做出决定。也应该注意，不同厂商的设备之间存在显著差异。以下为MCT和CBCT之间区别的一般性讨论（表3）。

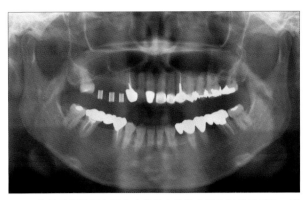

图7　右侧后部进行上颌窦底提升之前的曲面体层放射线片。尽管副腔隙清晰可见，但很难鉴别它扩展的范围、确定间隔的高度和形态。CT扫描对最终诊断不可或缺

总体而言，CBCT设备所产生的影像的像素分辨率显著低于MCT。然而应当认识到其他因素，例如在线束强化和降低金属伪影等方面，CBCT却优于较高分辨率的CT（Draenert等，2007；Watanabe等，2009）。

就特定的容积而言，由于MCT设备比CBCT的扫描速度更快，易于患者接受，而且很少因患者移动而产生影像衰减。与CBCT的坐姿或站姿位相比，MCT扫描时的仰卧姿将减少与患者移动相关的错误（Koong，2010）。

表3　MCT和CBCT的特点（Koong 2010 修订）

	MCT	CBCT
1. 像素厚度	0.35 ~ 0.5 mm	0.076 ~ 0.4 mm
2. 距离测量	好	非常好
3. 亨氏值	好	NG（只有灰度值）
4. 软组织影像	非常好	较差
5. 扫描时间	短	较长
6. 散射	较小	较大
7. 信噪比	精确控制	较低
8. 线束强化	较少	较多
9. 金属伪影	较多	较少

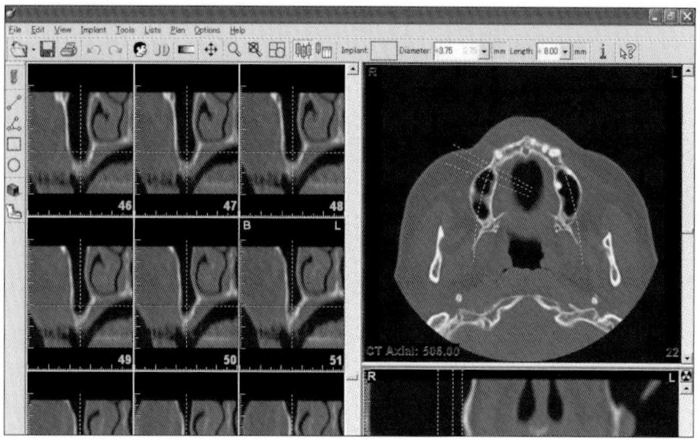

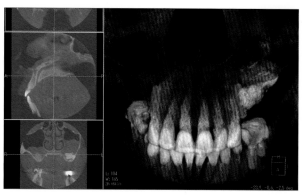

图8 传统CT扫描。较大的视窗显示了两侧对称的上颌窦，可以检查较大的手术视野

图9 双侧上颌窦底提升之后的CBCT扫描。如果需要检查双侧上颌窦腔的对称性、黏骨膜厚度以及计划口内取骨，大视野的CT扫描将会有所帮助。本扫描提示术后左侧上颌窦患有炎症

CBCT影像是通过比MCT大很多的锥束状容积获得的。与MCT获取影像相比，CBCT增加了散射，转而显著地增加了影像噪声和衰减。同样，CBCT的信噪比也较低，这将减少不同密度结构之间的影像差别，获得了"似乎满意"的影像（Koong，2010）。

CBCT比MCT有更高的线束强化（Draenert等，2007；Sanders等，2007），MCT能使致密的非金属结构产生的阴影和波带增加，特别是在头颈部，密度较高的结构相邻较近。虽然拍摄MCT时，金属修复体或已经植入的种植体产生的金属伪影超过CBCT，但CBCT的其他局限性，例如线束强化往往抵消这种优势，因此这样两种技术在判断靠近金属物体的影像结构方面均拥有类似的缺陷（Koong，2010）。

CBCT 设备占地面积小，易于安装在较狭小的空间。为了方便患者，近来越来越多的CBCT被安装在牙科诊所。医师应该意识到，医师依据所获得的患者影像有责任解释所有的数据。伦理标准和法律规定不能全面判读数据记录的医师，应该让经过相应培训和经验丰富的放射线医师进行诊断（Carter等，2008）。

就种植治疗设计而言，当测量数据非常关键时，MCT和CBCT均被证实具备充分的准确性（Koong，2010）。多数病例，CBCT以可以接受的低放射剂量、充分地提供上颌窦解剖的三维信息，用于制订上颌窦底提升的治疗计划。通常，所涉及解剖结构均可以被充分地显示。就低射线辐射而言，某些CBCT扫描可以和曲面体层放射线片相媲美，同时可提供容积上的3D数据的额外优点。应用仔细筛选的设备，可以使用CBCT替代曲面体层放射线片进行种植设计。因为这种方法只需让患者接受单剂量（CBCT），而不是双剂量（拍摄曲面体层放射线片之后再进行CT扫描）的射线辐射。

然而，MCT仍适用于：①获得详细的软组织信息，例如黏膜、牙龈和上颌窦膜；②上颌窦和相邻结构存在疑似病变；③评估骨密度。

有效地应用CBCT，包括：①小放射野拍摄，获得高度精确的影像；②线性测量（图10a，b）。

此外，多数系统提供的专用软件进行三维重建可以更好地理解上颌窦解剖，但不适于做实际测量。

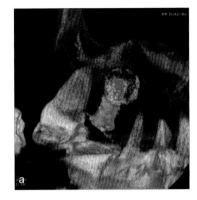 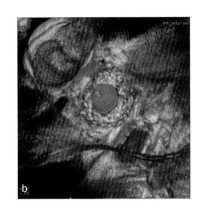

图10a，b　穿牙槽嵴技术植入种植体之后的 CBCT 扫描。由于扫描范围小，本影像非常准确（a）。伴随种植体的植入，上颌窦底被提升、骨移植材料被植入由种植体抬起的空间（b）

3.4.3　CT影像的临床应用

通过扫描系统获得原始的数字化数据，重建CT影像。这些数据以标准的医学数字化成像和通信（Digital Imaging and Communications in Medicine，DICOM）格式储存、处理、打印和传送。

应用模拟软件进行分析

DICOM数据为再现所要研究的解剖结构的特点奠定了基础。由此创建的虚拟环境，可利用模拟软件设计种植体的位置，并和牙科团队其他成员分享这个计划。

模拟软件可以轻松地显示是需要上颌窦底提升还是其他的骨增量程序。它也可以提供额外的信息：关于获得理想效果所需要扩增的骨量；关于种植体的参数，例如理想的长度、数量和位置。这种方法具有显著的优势，特别在解剖比较复杂的上颌后部（图11a，b）。

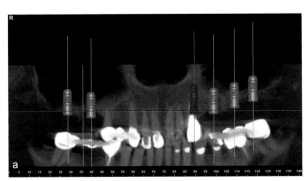 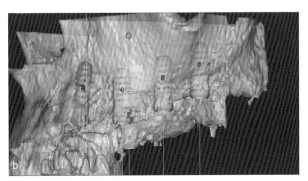

图11a，b　模拟软件具有种植设计的显著优势。上颌窦形态和窦底骨量一经确立（a），即可在虚拟环境植入种植体（b）。这可以使医师进一步了解所需要扩增的骨量和理想的种植体参数（位置和长度），将提高外科程序中整体技术的准确性。通常要联合应用多种外科技术，模拟软件能够将这些信息传达给患者，以获得知情同意

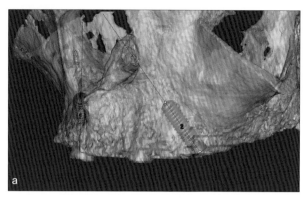

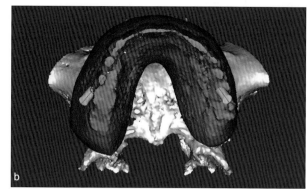

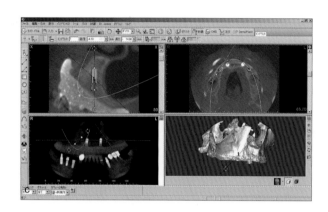

图12a～c 模拟设计。将种植体以倾斜角度植入前磨牙区域，避免了上颌窦底提升（a）。对此类病例，用模拟软件分析最终导板的合成影像，使治疗计划更加准确，并且便于制作外科导板（b和c）

　　模拟软件也可以生成极其重要的信息，考量是否需要上颌窦底提升。所展示的病例显示种植体以倾斜的角度植入前磨牙区域，避免了上颌窦底提升（图12a～c）。应用模拟软件的序列顺序包括：

1. 初诊时的诊断。
2. 制作扫描模板。
3. CT扫描。
4. 制订治疗计划。
5. 创建颌骨模型。
6. 手术。

　　根据CT数据，很容易实现软件模拟，是制作上颌后部治疗计划的有效工具。然而，由于软件和外科导板制作工艺发展速度很快，始终要认真地评估所有的新进展和新系统。

3.5 不植骨方案替代上颌窦底提升

3.5.1 短种植体

尽管研究发现，长度<10mm的种植体支持单颗牙的存留率降低（Renouard和Nisand，2006）（图13），但是伴随粗糙表面种植体的产生，短种植体的设计兴趣却在不断增长。据文献报道，粗糙表面短种植体单颗牙修复的存留率接近长度≥10mm的种植体（Deporter等，2008；Corrente等，2009）。

然而，这一发现主要是在下颌后部，该区域骨密度通常较高。因此，推测在上颌后部应用长度<10mm的种植体可能增加失败的风险（Hagi等，2004）。上颌后部短种植体的存留率，从未与在相同临床指征下采取长种植体联合上颌窦底提升时的种植体存留率进行比较，也未做随机对照研究。由于牙槽嵴吸收和/或上颌窦气化，上颌后部骨高度通常低于10mm。在获得关于<10mm种植体长期存留率的大量可用数据之前，仍然建议重建充分的骨量以植入长度≥10mm的种植体。当需要植入2颗或更多种植体时，可以考虑植入长度<10mm的种植体，修复体应该为联冠修复。

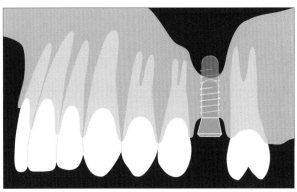

图13 上颌第二前磨牙区域上颌窦气化病例的治疗选项：植入短种植体，或植入长度≥10mm的种植体联合上颌窦底提升

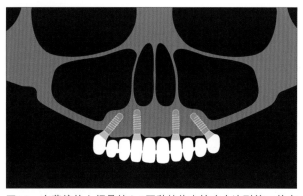 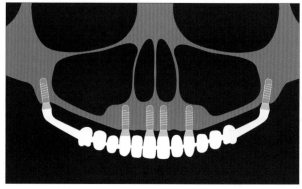

图14　在萎缩的上颌骨植入4颗种植体支持咬合达到第二前磨牙的固定桥修复体。后面的2颗种植体向远中倾斜45°，避免进行上颌窦底提升并在第二前磨牙位点穿出。倾斜种植体与前部种植体坚固相连，而且非常重要的是前部种植体轴向负荷

图15　在萎缩的上颌骨植入6颗种植体支持咬合达到第一磨牙的固定桥修复体。后部的2颗种植体植入在上颌结节／翼状板，避免进行上颌窦底提升。这些种植体与前部种植体坚固相连，前部种植体轴向负荷

3.5.2　成角度（倾斜）植入种植体

为了避免上颌窦植骨，在上颌窦前壁、后壁或翼状板成角度植入种植体（图14和图15）。该方案将势必减少总体治疗周期，并能使用较长的种植体，从而增加上颌后部的种植体初始稳定性。

换言之，任何倾斜植入的种植体需要与上颌前部轴向负荷的种植体坚固相连。这一要求将临床指征几乎完全限制在牙列缺失的患者，并且需要在上颌前部有充分的自体骨以植入2颗或更多的轴向负荷的种植体，对修复设计和团队的相互协作也有更高的要求。已经证实，上颌后部成角度植入种植体且在前部自体骨内植入至少2颗种植体，以及采取跨牙弓的稳固方式，与上颌窦底提升程序进行骨增量、植入粗糙表面的种植体获得的短期成功率相同（Block等，2009；Jensen和Terheyden，2009；Chiapasco等，2009）。

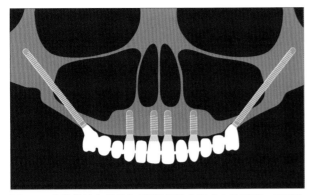

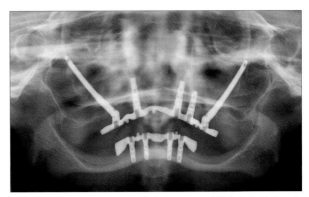

图16a　在萎缩的上颌植入6颗种植体支持咬合达到第一磨牙的固定桥修复体。作为上颌窦底提升的替代方案，后部的2颗种植体被植入颧骨体部，穿过双侧上颌窦，在第一磨牙位点穿出。颧骨种植体与前部4颗种植体坚固相连，前部种植体轴向负荷

图16b　上颌与下颌均严重萎缩的全口牙列缺失患者的曲面体层放射线片。2颗颧骨种植体通过杆与上颌前部植入的3颗种植体坚固相连（感谢Dr. N. Worsaae）

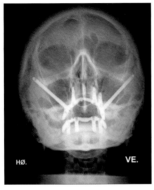

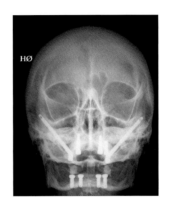

图16c　该名患者"满月脸"位摄片（感谢Dr. N. Worsaae）

图16d　该名患者修复前的后前位摄片（感谢Dr. N. Worsaae）

3.5.3　颧骨种植体

对于牙列缺失患者，植入颧骨种植体是替代上颌窦底提升的另一选项。在每侧颧骨体部可植入1颗或2颗种植体（图16a～d）。

就夹板式相连的固位而言，上颌后部倾斜种植体有相同的要求：在上颌前部需要存在充足骨量来支持2～4颗常规种植体，由此通过所有种植体的夹板式坚固相连，获得跨牙弓的稳定作用。与倾斜种植体不同，需要在全身麻醉下植入颧骨种植体。通常患者可以于手术当天出院，这在口外供区取骨

的大范围骨移植程序术后是几乎不可能的。与骨移植、分阶段种植程序相比，减少了总体治疗周期是颧骨种植体的另一个优点。通常，可以在6个月之内戴入最终修复体。颧骨种植体的缺点包括：对术者要求高；因为种植体穿黏膜平台位于腭侧，最终修复体在腭侧过于肥大；比报道的上颌窦底提升的术后并发症更加严重（尽管很罕见）。与2颗或更多的前部种植体联合应用，颧骨种植体与上颌后部植骨位点的种植体的存留率相类似（Block等，2009；Jensen和Terheyden，2009；Chiapasco等，2009）。

3.6 侧壁开窗上颌窦底提升或穿牙槽嵴上颌窦底提升

上颌窦底提升可以实现于侧壁开窗技术或穿牙槽嵴技术（也分别称之为开放式技术和闭合式技术）。

在第4章将详细讨论手术技术。概括地说，侧壁开窗技术通过翻全厚黏骨膜瓣来获得上颌侧壁开窗的入路。需要制备的上颌窦侧壁入路的骨窗大小，因拟扩增的骨量或植入的种植体数目而不同。小心提升施耐德膜，然后植入骨移植材料。穿牙槽嵴技术是经过预备后的种植窝，连同上颌窦底一起提升。预备的种植窝距离窦底约1mm，然后用骨凿断裂上颌窦底。将骨移植材料轻轻地压入在上颌窦底黏骨膜下所创造的空间；另一种选项是让空腔充满血液。最后，植入种植体。

侧壁开窗技术允许大量地扩增骨量，并且不必顾虑上颌窦的解剖形态。穿牙槽嵴技术只能增加2～3mm的骨高度（Pjetursson等，2009a）。鉴于通常首选长度≥10mm的种植体，因此该方法仅限于窦底初始骨高度≥7mm的病例。已经获得系统性评述的结论，当初始骨高度≤5mm时，应用穿牙槽嵴技术进行上颌窦底提升的种植体存留率显著下降（Tan等，2008）。另外一项制约是穿牙槽嵴

技术仍然局限于上颌窦底接近水平的病例。应用骨凿断裂斜形上颌窦底，将增加施耐德膜穿孔的风险。如果真的发生了穿孔，建议转而选用侧壁开窗技术，因为这将允许通过制作的窗口来修复黏骨膜穿孔（见第7章）。用统一的方法评估穿牙槽嵴上颌窦底提升黏骨膜完整性的研究十分罕见，只是使用深度尺检查黏骨膜弹性和采用捏鼻鼓气试验。尽管有断言穿牙槽嵴上颌窦底提升黏骨膜穿孔是罕见的并发症，但也有发生率为10%～26%的报道（Pjetursson等，2009b；Gabbert等，2009）。侧壁开窗技术，文献报道的黏骨膜穿孔率为10%～20%（Jensen和Terheyden，2009；Chiapasco等，2009）。与侧壁开窗技术相比，穿牙槽嵴技术的主要优点是术后肿胀和疼痛较轻。

"没有接受充分培训的术者应当首选穿牙槽嵴技术"，这是最常见的错觉。尽管对这种外科技术的要求并不高，但仍然有并发症的风险，例如黏骨膜穿孔或和严重出血（发生率较低）。由于此类并发症需要进行对症处理，例如采用侧壁开窗修复黏骨膜穿孔或找出出血源，因此尽管术者实施的是穿牙槽嵴技术，但仍需要精通侧壁开窗技术。

3.7 上颌窦底提升同期或分阶段种植

上颌窦底提升同期种植，是指提升上颌窦底与植入种植体完成于同一期的手术之中。如果在剩余窦底骨内能够获得种植体初始稳定性，可以采纳此方案。同期上颌窦底提升的一般原则是种植位点剩余骨高度≥5mm。但是，初始稳定性也受到其他因素的影响。例如，骨密度起到重要作用。在上颌骨质呈疏松状态的小梁骨，可以通过骨挤压增加骨密度。方法是用小直径的螺纹钻预备种植窝，然后用骨凿或种植体本身侧向挤压骨组织，增强种植体初始稳定性（图17a，b）。

在小梁骨构成的上颌骨，另一项增加初始稳定性的技术为应用锥状种植体。当然，还有一种提高初始稳定性的方法是应用肩台直径宽于体部直径的种植体，种植体肩台与牙槽嵴皮质骨啮合增加初始稳定性。

当不能获得充足的初始稳定性时，建议上颌窦底提升分阶段种植。基于扩增的骨量、上颌窦解剖结构及骨移植方案，愈合期会在3～12个月之间不等，然后植入种植体。就单颗牙缺隙而言，如果上颌窦解剖形态狭窄、自体骨移植（单独使用或联合骨代用品），可能3～4个月的等待期就足够。如果单独使用骨代用品增量、形成"蛋壳状"上颌窦底，种植体植入前总计需要10～12个月的时间使骨移植材料整合。

当剩余牙槽骨量不足以获得种植体初始稳定性时，曾经建议在上颌窦内进行块状自体骨内置法移植，并用种植体固定骨块。因为存在较高的种植失败率，并且对获得以修复为导向的正确种植体位置存在技术困难，因此目前已经不再首选此技术（Jensen和Terheyden，2009）。

仍然没有比较相同临床条件下上颌窦底提升同期和分阶段种植方案的临床随机对照试验，但有一篇评述提出这两种方案都具有相似的种植体存留率（Del Fabbro等，2008）。

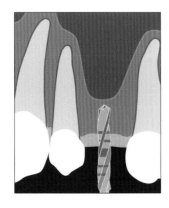

图17a 仅使用细直径钻预备种植窝

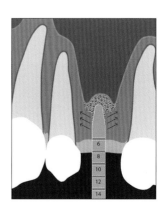

图17b 通过增加骨凿的直径达到种植窝的最终直径，骨凿直径与所使用的种植体系统相匹配

致谢

研究支持

Dr. Yoji Kamiura － Center of Implant Dentistry, Yokohama, Japan

Dr. Tsuneyuki Tsukioka － Center of Implant Dentistry, Yokohama, Japan

4 上颌窦底提升的治疗方案

H. Katsuyama, S. S. Jensen

4.1　诊断和治疗计划

4.1.1　诊断

为了实现功能性和可预期的种植修复，应当按照以修复为导向的治疗方案确定种植体的位置和数目，而在上颌后部将要考虑特殊的临床挑战。计划在萎缩的上颌后部进行种植治疗时，骨高度是一个极其重要的诊断要素。就植入标准长度的种植体而言，上颌窦气化和牙槽嵴的吸收会导致骨高度不足（Chiapasco，2008，2009）。通常，在整个三维位置上均发生上颌后部骨吸收，因此必须预料到不仅在垂直向，而且在水平向均会受到骨量的限制。

伴随骨吸收的进展，垂直向和水平向的骨缺损会愈加显著。对于轻度至中度骨吸收，颌间关系可以接受，选择上颌窦底提升作为唯一的辅助性治疗程序。但是，应当注意到上颌窦底提升本身不能重建理想的组织轮廓。严重骨吸收的病例，因吸收范围更加广泛，应当考虑三维度位点改进的联合方案（Chiapasco等，2008）（图1a，b和图2a，b）。因此，计划在严重吸收的上颌后部进行种植治疗时，不仅需要评估可用骨量，还需要评估三维颌位关系。

为了给牙槽嵴水平向和/或垂直向均严重吸收的患者选择一个合理的治疗方案，必须制作包含正确颌位关系的诊断蜡型，评估颌位（水平向和垂直向）关系和牙冠的长度（图3a，b）。

诊断蜡型不仅能够展现最终修复体的外观，而且展现缺失的组织量。然后根据诊断蜡型制作放射性模板。建议戴入放射线模板进行MCT或CBCT扫描，在整体三维方向上评估预期的修复体位置和可用骨之间的关系。不仅根据可用骨量，还要根据修复体位置和生物力学确定种植体的型号及数目。用模拟软件进行虚拟种植计划增加了诊断和治疗计划的灵活性（Nikazd等，2010）。

基于第3.5章节的讨论，在获得长度<10mm的非夹板式相连种植体长期存活率的大量有效资料之前，建议对单颗种植体所扩增的骨量要足以植入长度≥10mm的种植体。

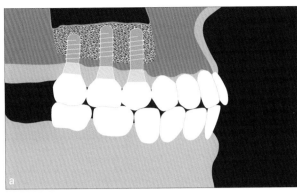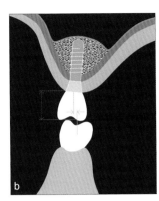

图1a，b　萎缩上颌骨的可用骨量和颌位关系的三维评估是强制性诊断步骤。本图示显示了上颌窦底提升的有利条件。因上颌窦扩张导致的上颌骨高度不足可以采用上颌窦底提升作为唯一的辅助性治疗程序

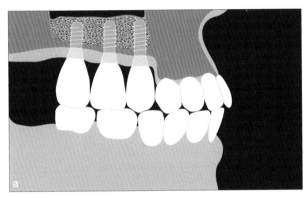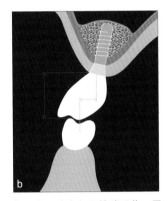

图2a，b　这种条件不利于上颌窦底提升作为唯一的辅助治疗程序。由于垂直向牙槽嵴吸收，需要延长种植体的牙冠。此外，水平向颌位关系不理想。如果这种垂直向和水平向的骨缺损过于严重，应当考虑进行三维位点改进的联合方案

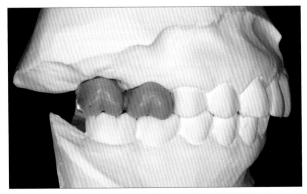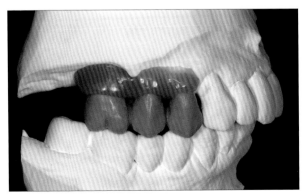

图3a　在研究模型上制作诊断蜡型，评估三维颌位关系。本病例的诊断蜡型没有显示存在垂直向骨吸收的明显征象

图3b　诊断蜡型显示存在严重的垂直向骨吸收，仅仅采用上颌窦底提升无法解决问题

4.1.2 分类和治疗方案

萎缩的上颌后部可以分为4类（表1和图4~图7）。每一分类都需要不同的外科程序，以获得理想的骨量和三维颌位关系。

表1 萎缩的上颌后部分类和相关的治疗方案

分　类	临床特征	外科方案
1 类（图4a~c）	窦底骨高度不足 牙槽嵴宽度充足 可以接受的颌位关系（垂直向和水平向）	上颌窦底提升（骨代用品和/或口内自体骨）
2 类（图5a~c）	窦底骨高度不足 牙槽嵴宽度不足 可以接受的垂直向颌位关系	上颌窦底提升和水平向牙槽嵴骨增量 块状自体骨（水平向）移植（可以联合应用骨代用品和屏障膜） 依据萎缩程度从口内或口外取骨
3 类（图6a~c）	窦底骨高度不足 牙槽嵴宽度充足 可以接受的水平向颌位关系 牙槽嵴吸收导致的不利的垂直向颌位关系	上颌窦底提升和垂直向牙槽嵴骨增量 块状自体骨（垂直向）移植（可以联合应用骨代用品和屏障膜） 依据萎缩程度从口内或口外取骨
4 类（图7a~c）	窦底骨高度不足 因水平向和垂直向牙槽嵴吸收导致的不利的颌位关系	上颌窦底提升和水平／垂直向牙槽嵴骨增量 块状自体骨（垂直向和水平向）移植（可以联合应用骨代用品和屏障膜）

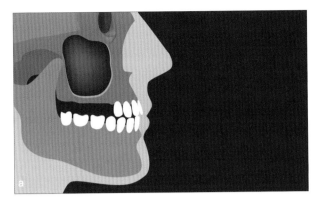

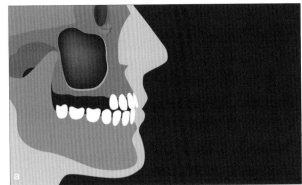

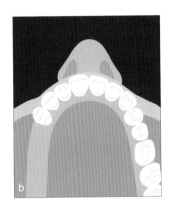

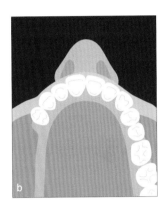

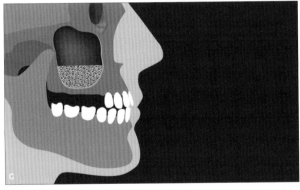

图4a~c　上颌窦腔扩大伴有种植体植入的骨高度受限。由于存在理想的颌位关系，仅需要上颌窦底提升程序

图5a~c　上颌窦腔扩大伴有骨高度受限。因为骨宽度也不足以植入种植体，需要上颌窦底提升联合水平向牙槽嵴骨增量

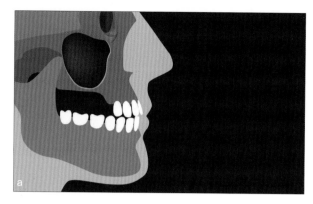

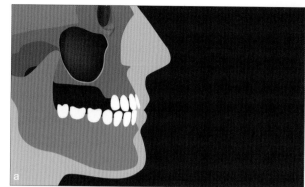

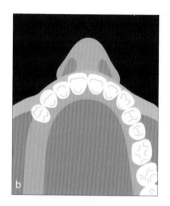

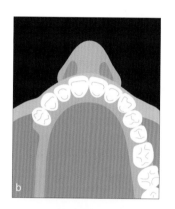

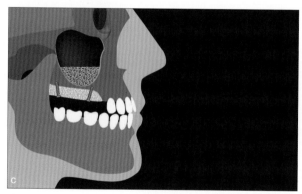

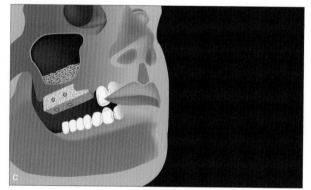

图6a～c　上颌窦腔扩大伴有骨高度受限。因为严重的牙槽嵴垂直向萎缩，需要上颌窦底提升联合垂直向牙槽嵴骨增量

图7a～c　上颌窦腔扩大伴有骨高度受限。此外，因为骨宽度不足伴有垂直向颌间距离过大。需要上颌窦底提升联合块状骨水平向和垂直向牙槽嵴骨增量

侧壁开窗技术和穿牙槽嵴技术

将上颌窦底提升分为两大不同的方案，各有其显著的优缺点。至于选择何种方案，需要医师基于窦底骨高度和窦底解剖形态做出正确的决策。

与侧壁开窗技术相比，穿牙槽嵴技术的主要优点是减少创伤，因而显著降低了术后不适。穿牙槽嵴上颌窦底提升不利的一面是，只能增加2~4mm的骨高度。因此，穿牙槽嵴技术要比侧壁开窗技术有更多的现存骨量（Jensen和Terheyden，2009）。换言之，穿牙槽嵴上颌窦底提升不适合于严重骨萎缩的病例，而只能用于可以获得种植体初始稳定性的病例。现存骨高度>6mm时，强烈建议植入长度≥10mm的种植体。术前评估也应当包括上颌窦底的解剖形态，以决定在现有条件下选择哪一种方案。斜形上颌窦底将显著增加黏骨膜穿孔的风险。无论考虑哪一种方案，都强烈建议进行CBCT或MCT扫描。种植位点的现存骨高度≤6mm和/或斜形上颌窦底，则应当进行侧壁开窗上颌窦底提升。

侧壁开窗技术：同期和分阶段种植方案

当考虑侧壁开窗技术时，同期植入种植体的最重要的先决条件是预计能够获得种植体初始稳定性（Jensen和Terheyden，2009）。因此，剩余骨量是决定同期和分阶段种植的主要决策标准（表2）。然而，这一决策也受到骨密度和是否需要水平向和/或垂直向外置法植骨的影响。即使表2中所列的骨量符合同期种植体植入的标准，较差的骨密度也难以获得种植体初始稳定性。MCT常规扫描能够按照亨氏单位（HU）提供有价值的骨密度信息。相反，窦底骨高度<5mm的种植位点，良好的骨密度有时也能够使锥柱状种植体获得充分的稳定性。

垂直向和/或水平向外置法植骨禁忌同期种植体植入。必须经过综合判断来确定种植体植入的恰当时机。

近期的一些系列病例报道中，剩余牙槽嵴骨高度为1~4mm的同期种植体植入获得了满意的临床效果（Peleg等，1998，1999a；Cordioli等，2001；Mangano等，2007；Mardinger等，2007）。因为这些研究为低水平证据，建议在获得高水平研究结果之前，仍然维持表3中所列的建议标准。

表2 穿牙槽嵴和侧壁开窗技术的选择标准

		窦底骨高度	
		>6mm	≤6mm
上颌窦底形态	平坦	穿牙槽嵴	侧壁开窗
	斜形	侧壁开窗	侧壁开窗

表3 侧壁开窗时是否同期种植的选择标准（假定颌位关系良好时的侧壁开窗上颌窦底提升）

外科技术	窦底骨高度
侧壁开窗（同期种植方案）	≥5mm
侧壁开窗（分阶段种植方案）	<5mm

4.2 材料和器械

4.2.1 上颌窦底提升器械

无论是穿牙槽嵴还是侧壁开窗上颌窦底提升技术，首先要依赖骨切割获得进入上颌窦的通道，然后提升施耐德膜，创造植入材料和种植体的空间。骨切割和黏骨膜提升均需要大量的工具。

球钻：球钻是制作穿牙槽嵴和侧壁开窗、达到上颌窦底最常用的器械（图8）。

预备侧壁骨窗时，通常使用球钻标定骨窗的形态。小直径球钻（1.4mm或2.3mm）适合标记侧壁骨窗的边界。当选择"骨板去除技术"时，应用大直径的球钻研磨颊侧骨板的效率更高。在上颌窦底提升操作程序受到限制，或因狭窄的上颌窦解剖形态导致侧壁骨窗不能完全折断时，将颊侧骨板完全去除的技术具有显著的优势。与小直径球钻相比，能够反向旋转的细砂、大直径金刚砂球钻将降低上颌窦膜穿孔的风险。当上颌窦侧壁骨板较薄时，应用超声外科器械将有利于降低黏骨膜穿孔的风险。

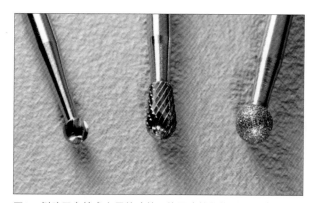

图8　侧壁开窗技术应用的球钻。使用球钻制作上颌窦腔的入路（从左至右为钨钢球钻、卵圆形球钻、金刚砂球钻）

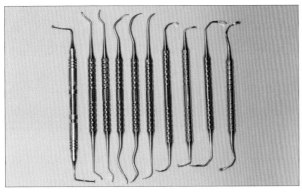

图9a　开窗和提升黏骨膜的外科器械。依据骨窗大小和窦底形状选用不同形状、尺寸和曲度的器械

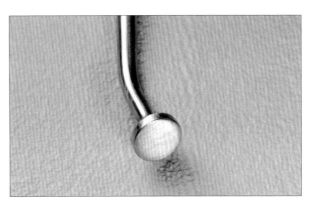

图9b　压实移植材料的外科器械，扁平的表面有助于材料成形

手用器械：通常用于提升上颌窦膜的器械（图9a～c）。通常情况下，较小的器械用于从骨壁上初步分离上颌窦膜，较大的器械用于拓展提升空间。

如果开始制备的骨窗太小，可以应用Stantze扩大骨窗（图10a，b）。当需要扩大骨窗而又避免损伤上颌窦膜时，这种器械特别适用。

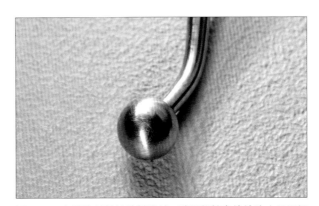

图9c　压实移植材料的外科器械，球形能够有效地防止周围组织损伤

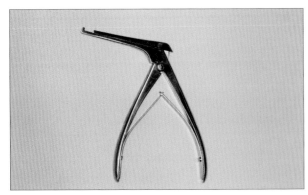

图10a　用于咬除骨组织、扩大骨窗的Stantze器械。与骨凿相比，显著降低了上颌窦膜和周围组织损伤的风险

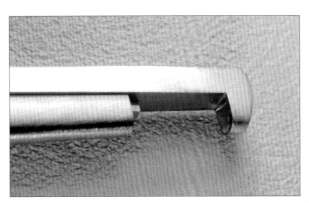

图10b　Stantze喙的放大观

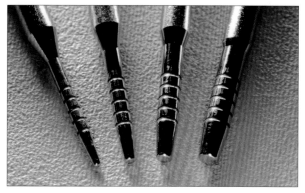

图11a 穿牙槽嵴上颌窦底提升的工具。具有锥形尖和不同相应直径的骨挤压器械，用于扩大种植窝

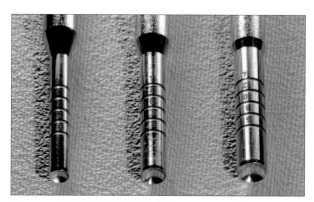

图11b 穿牙槽嵴上颌窦底提升的工具。凹形尖端的骨凿用于折断上颌窦底骨壁

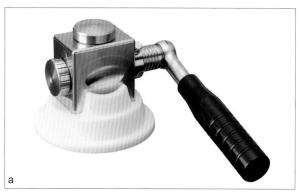

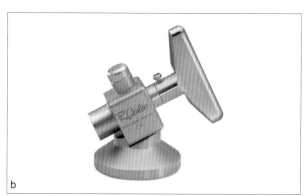

图12a，b 不同类型的骨磨

相比之下，穿牙槽嵴的上颌窦底提升需要选择与种植体类型相匹配的特殊器械。如果需要骨挤压或骨扩展的辅助性程序，选择锥形骨凿（图11a）。如果不需这些辅助性程序，选择凹形尖端的器械将便于完成窦底折断（图11b）。

切取和处理自体骨的器械：当切取了大块自体骨时，常规应用骨磨粉碎（图12a，b）。有多种型号的骨磨。取自颏部和下颌升支的自体骨含有丰富的皮质骨，必须使用锋利和高效的骨磨。这两个部位提供了含有皮质骨的高质量骨组织。建议切取的骨块粉碎至合适的大小，扩大骨生成的表面并加速骨引导。

如果上颌窦底提升只需要少量自体骨，可以使用刮骨刀在计划进行侧壁开窗的位置或颧牙槽嵴切取充分的骨量。此外，在种植窝和骨窗的预备过程中可以用吸引器收集少量的骨泥。然而，骨泥的质量和安全性仍然存有争议。

新方法：上颌窦膜穿孔是上颌窦底提升最常见的并发症，发生率为10%（Chiapasco等，2009）。在骨切割和黏骨膜提升过程中都可能发生黏骨膜穿孔。建议采用新方法降低这种风险。应用超声工具，例如超声骨刀，单独或与球钻联合应用非常引人注目（图13和图14）。

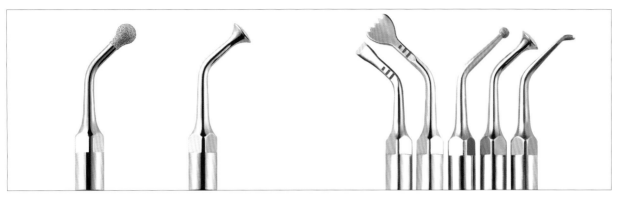

图13　超声骨刀工作尖

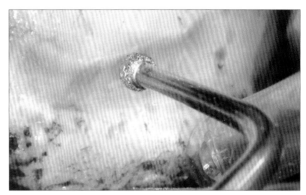

图14　超声骨刀上颌窦侧壁开窗的临床观

已有文献报道，应用超声骨刀比电动马达降低了黏骨膜穿孔的风险（Wallace等，2007）。然而，一项小规模的随机对照临床研究没有发现二者之间存在差别（Barone等，2008）。总而言之，尚未证实超声骨刀优于传统技术。与传统的电动马达相比，超声骨刀的固有缺陷是切割效率低。因超声骨刀预备颊侧骨窗的时间较长，因此更适用于骨壁薄弱的区域。

另一选项是手用器械，用可充气的气囊提升施耐德膜。许多文献报道在穿牙槽嵴上颌窦底提升中应用这种技术（Kfir等，2006，2007，2009a，2009b；Hu等，2009）。按照这些学者的观点，气囊技术比传统技术损伤小、并发症的发生率低。因为这些研究是未设对照组的病例报道，所以目前还未被视为常规技术。

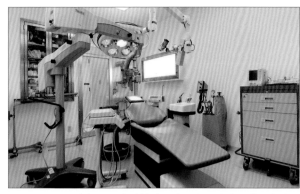

图15　上颌窦底提升的外科基础设施。由于感染和并发症的风险高,必须有隔离的无菌手术室

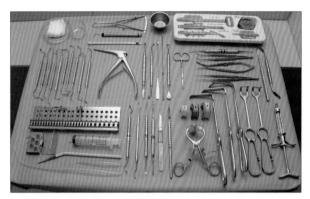

图16　上颌窦底提升外科器械的摆放

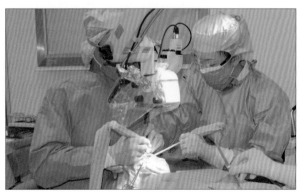

图17　外科显微镜有助于提高外科精度和精细的组织处理

上颌窦底提升的外科步骤

上颌窦底提升是一项复杂的外科程序,需要一个隔离的无菌外科环境以及在常规口腔颌面外科手术中一样齐全的外科器械(图15和图16)。如图17所示,外科显微镜和超声骨刀有助于处理特别复杂的病例。

4.2.2 生物材料

骨移植材料

学者们已经广泛地研究了应用于上颌窦底提升的多种骨移植材料，许多移植方案获得了充分的证实（见第2章）。首先要决定是否在所有病例均应用骨移植材料，换言之，只用种植体作为帐篷支柱能否足以支撑提升的施耐德膜。已经充分证实在黏骨膜下方创造出充填满血凝块的空间，可获得2～3mm的骨高度。然而，如果需要超过3mm的空间来锚固足够长度的种植体，或者希望围绕种植体的根尖均有骨生成，那么建议植入骨移植材料。

大量的临床研究证实，上颌窦底提升程序单独应用颗粒状自体骨、骨代用品或两种材料联合应用均可获得相同的种植体存留率（Jensen和Terheyden，2009；Chiapasco等，2009）。然而，这并不意味着不同的移植材料将引发相同的生物反应。

当自体骨移植时，骨诱导分子[如骨形成蛋白（BMP）]和骨生成细胞将进入骨增量位点。与单独应用骨代用品的位点相比，这将显著促进骨形成（Buser等，1998；Jensen等，2006，2007，2009）。因此，应用富含自体骨的骨增量材料可以缩短愈合时间。通常，上颌窦底提升程序同期植入种植体时，单独应用自体骨或与骨代用品联合应用，可以在3～4个月之后进入修复程序；上颌窦底提升程序分阶段植入种植体时，可以在4～6个月之后植入种植体。人体组织形态学研究证实，应用自体骨时在愈合期的前9个月内显著增加了骨形成，9个月之后则未见显著性差异（Handschel等，2009）。因此，当只应用骨代用品时要延长愈合期（延长1.5～2倍的时间）（见第5章）。

骨移植材料的分类

自体骨 来自同一个体的骨	同种异体骨 来自同一物种、 不同个体的骨	异种骨代用品 来自不同物种的 生物源性材料	异质骨代用品 人工合成材料
骨块	未冻干骨	从动物骨提取的材料	磷酸钙
骨颗粒 骨磨、刮骨刀、 吸引器（骨泥）	同种异体冻干骨	从珊瑚提取的材料	玻璃陶瓷
	同种异体脱矿冻干骨	从钙化的藻类 提取的材料	聚合物
	去蛋白的同种异体骨		金属

重要的是要意识到自体骨的骨生成潜能因如下因素而存在显著差异：年龄、系统性疾病、供区（下颌骨／髂嵴，皮质骨／松质骨）以及形成不同大小骨颗粒的取骨技术（骨磨、刮骨刀、安装在吸引器的过滤器）等。用吸引器从老年人和骨质疏松患者获取的骨，其骨生成潜能显著低于用骨磨粉碎的健康年轻人髂嵴的皮质松质骨。为了减少患者的痛苦，强烈推荐在同一翻瓣范围内切取自体骨。或者从下颌骨体部和升支部取骨，但避免从颏部取骨，特别是需要大量骨组织时。颏部取骨可显著增加影响颏神经感觉功能的并发症（Clavero和Lundgren，2003）。

因为可以观察到天然磨牙区和前磨牙区周围的上颌窦底，因此通常对上颌窦底提升程序中单独移植自体骨的病例进行长期放射线随访，观察提升位点的上颌窦再气化现象（图18a～e）。

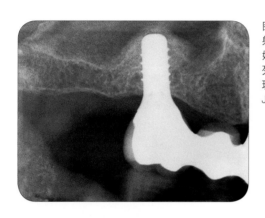

图18a　上颌右侧第一磨牙位点植入种植体3个月之后的根尖放射线片。侧壁开窗同期植入种植体。通过骨挤压获得种植体初始稳定性。用刮骨刀从右侧颧牙槽嵴刮取自体骨移植材料。系列性的随访放射线片展示了最初12个月的渐进性上颌窦再气化现象。此后，上颌窦再气化趋于稳定（感谢提供者Dr. L. –A. Johansson）

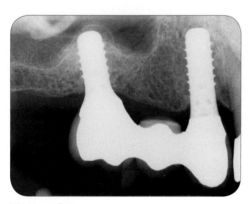

图18b　6个月

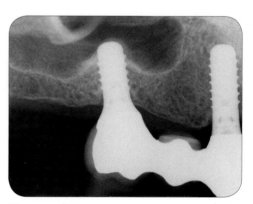

图18c　12个月

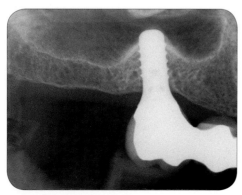

图18d　48个月

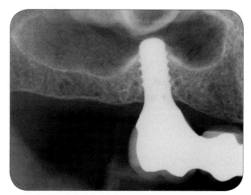

图18e　54个月

这种现象对种植体长期存留率是否有临床意义存在争议，且至今并未明确。正如引导骨再生程序中所见，将自体骨和低替代率的骨代用品混合应用可降低或消除自体骨的吸收倾向（Adeyemo等，2008）。

屏障膜

关于侧壁开窗覆盖屏障膜的优点的文献报道，其结果互为矛盾。有些研究结果倾向于侧壁开窗覆盖可吸收膜有利于骨形成和降低种植体失败率（Tawil和Mawla，2001；Pjetursson等，2008；Choi等，2009）。然而，当从这些结果中剔除混杂因素时，例如光滑表面种植体、块状自体骨移植同期植入种植体，使用膜的益处并不显著（见第2章，Jensen和Terheyden，2009）。最近，一篇评述上颌窦底提升单独移植自体骨之后的组织形态学数据的临床研究，并未证实屏障膜对骨形成存在任何效果（Klijn等，2010）。总体而言，似乎用可吸收性膜覆盖侧壁开窗的优点有限。临床建议，在患者或骨移植材料的骨生成潜能受限时，推荐使用可吸收性膜覆盖侧壁骨窗。对此，也没有数据支持用不可吸收性膜代替可吸收性膜。

4.2.3　种植体设计

通常上颌后部骨密度欠佳的事实，是上颌窦底提升同期植入种植体的另一项考量。因此，强烈建议选用几何形状和表面特性能够最大限度提高初始稳定性的种植体设计。尽管没有证据证实哪种几何形态特点有利于最大限度地提高初始稳定性，但可以推荐多种几何设计的种植体，包括改善形状的螺纹、自攻性螺纹、锥形轮廓和喇叭状颈部等。

此外，大量证据表明粗糙表面种植体的存留率（96.9%）明显高于机械光滑表面种植体的存留率（88%）（Chiapasco等，2009）。然而，尽管钛浆喷涂、羟基磷灰石涂层、喷砂酸蚀表面种植体均被归类于"粗糙表面"种植体，但目前尚不清楚哪种表面处理方式可以影响种植体的存留和成功。

与传统表面的种植体相比，建议微粗糙表面种植体可以缩短修复性负荷之前的愈合期（Cochran等，2002；Roccuzzo等，2008）。最近，已经研制出化学改良的亲水性微粗糙表面种植体（SLActive表面）。尽管对这种新型表面种植体的临床前和临床研究取得了积极的效果，但目前没有证据表明用于上颌窦底提升时优于传统表面种植体（Buser等，2004；Ferguson等，2006；Schwarz等，2007；Ganeles等，2008；Roccuzzo和Wilson，2009）。

4.3　外科技术

4.3.1　穿牙槽嵴技术

　　尽管骨高度受到限制，但能够获得种植体稳定性时可以采用穿牙槽嵴上颌窦底提升（Summers 1994，1995）（见表2）。在精确的放射线分析的支持下，做牙槽嵴顶切口，种植窝预备高度比可用骨高度少1～2mm（图19a～d）。完成种植窝预备之后，用木槌敲击骨凿（通常直径为4～5mm），以折断上颌窦底。必须加以小心，不要让骨凿进入上颌窦腔，避免黏骨膜穿孔的风险。通常，凹形间端的骨凿适合上颌窦底的折断，而锥形尖端的骨凿

适合骨挤压（图20）。一旦上颌窦底折断，将自体骨和/或骨代用品输送到种植窝内，并用骨凿将其小心地挤入，通过挤压移植材料的压力提升施耐德膜。为了充分提升上颌窦底膜，多次重复上述程序。之后，将选择的种植体植入到理想的深度。建议在植入移植材料和种植体植入之前进行Valsalva试验（捏鼻鼓气试验），确认在窦底折裂的过程中没有发生黏骨膜穿孔。最后，测定种植体的植入扭矩，获得正确决策的愈合期的补充信息。

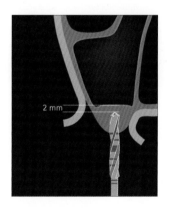

图19a　种植窝预备

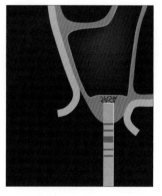

图19b　应用骨凿折断上颌窦底

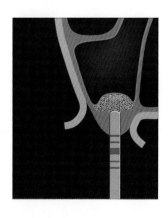

图19c　通过植入的骨移植材料提升黏骨膜

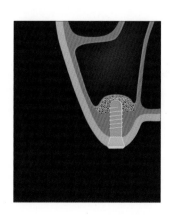

图19d　种植体就位

应该在术后拍摄根尖放射线片或其他放射线片，确认上颌窦底提升的效果。如果在术中确认上颌窦骨膜已经穿孔，外科医师应转变式式为侧壁开窗技术（Jensen和Terheyden，2009）。根据种植体类型、表面、长度和直径选择愈合期。然而，根据经验如果种植体的植入扭矩<15N·cm，建议愈合期为16周。植入扭矩在15～35N·cm之间的多数病例，建议愈合期为12周。如果种植体的植入扭矩超过35N·cm，种植体可以在6周之后负荷。更进一步的研究将显示是否在种植体植入之后和/或随访时应用ISQ测得的共振频率，对临床上确定理想的修复性负荷时机有所帮助。如果种植体肩台周围没有植骨，则可采用非潜入式愈合方案。

只有一项临床研究调查了穿牙槽嵴上颌窦底提升分阶段种植（Stavropoulos等，2007）。因此，

目前认为没有采用该方案的理由。上颌窦底提升时，如果窦底骨高度和骨密度均不足以获得种植体初始稳定性时，建议采用侧壁开窗技术分阶段种植，这种方法已经获得了充分的证实（20项研究；Jensen和Terheyden，2009）。

4.3.2　侧壁开窗技术

作为一项可预期的上颌窦底提升程序，侧壁开窗技术同期或分阶段植入种植体获得了充分的证实（Jensen和Terheyden，2009；Chiapasco等，2009）（图21a～c和图22）。

基于拟种植位点的局部条件，有时同一术区联合应用上颌窦底提升同期和分阶段的方案。

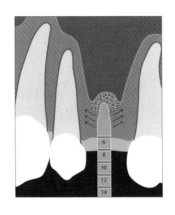

图20　锥形骨凿应用于骨挤压

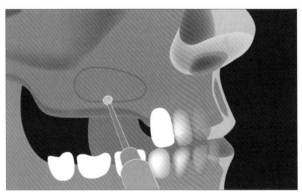

图21a　骨窗预备

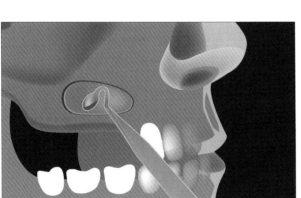

图21b　向上颌窦腔翻转骨窗

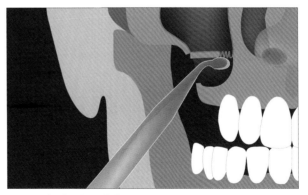

图21c　提升上颌窦黏膜

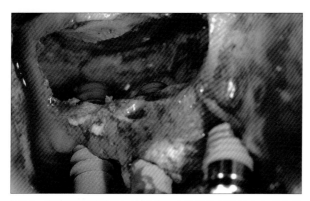

图22　侧壁开窗同期植入种植体。在骨移植材料植入上颌窦腔之前，种植体由剩余牙槽嵴固位

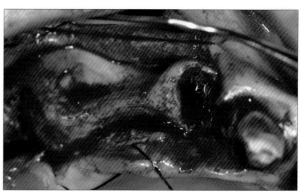

图23　因为需要一个安全的边界覆盖骨增量区，所以切口设计要避开骨窗。此外，黏膜应该有充分血供以防止黏膜裂开。为了方便手术入路，联合应用略偏腭侧切口和龈沟内切口，向前延伸近中松弛切口

此外，侧壁开窗技术也可以与垂直向和/或水平向骨缺损的各种骨增量技术联合应用。切口的设计应避开计划侧壁开窗的位置（图23），通常选择牙槽嵴顶正中切口。

如果切口过于偏向腭侧，可能因血供障碍而导致软组织裂开（Kleinheinz等，2005）。如果采用上颌窦底提升分阶段种植方案，建议将切口置于牙槽嵴顶的颊侧，因为这样可以为开窗提供方便而快捷的通道。然而必须小心，切口位置不要穿过开窗的区域。丧失骨支持的创口边缘可发生软组织塌陷，或因血供缺乏不足发生广泛的创口裂开。翻黏骨膜瓣，完全清除骨窗表面的软组织。

根据上颌窦的解剖形态确定开窗的大小和位置（图24a，b）。通常应用电动马达制备骨窗，而新研发的超声骨刀有助于降低术中并发症，例如黏骨膜穿孔（Wallace等，2007）。谨慎地提升上颌窦膜和应用外科显微镜可减少黏骨膜穿孔。图25a～f和图26a～g分别系列性地显示了上颌窦底提升分阶段和同期种植程序。

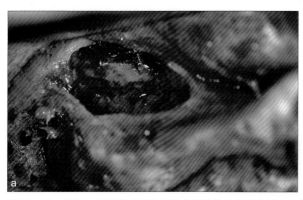

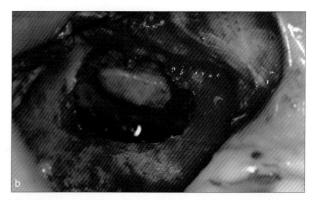

图24a，b　根据上颌窦的解剖形态确定开窗的大小和位置。大骨窗便于进入到上颌窦腔，但会削弱侧壁。因此建议所开骨窗的大小能够获得进入上颌窦腔的充分入路即可。根据拟植入种植体的长度确定骨窗距离剩余牙槽嵴的高度，至少要在骨窗和种植体根尖之间额外增加2mm的空间。某些病例，可取出骨窗骨板用作骨移植材料（a）；而另外一些病例则予以保留（b）。这取决于骨窗的大小和上颌窦腔的形态

侧壁开窗上颌窦底提升分阶段种植的系列图示

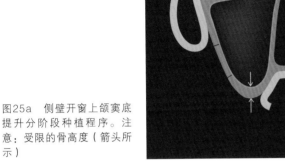

图25a 侧壁开窗上颌窦底提升分阶段种植程序。注意：受限的骨高度（箭头所示）

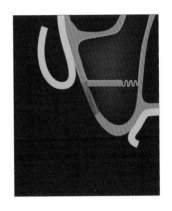

图25b 内翻骨窗和提升上颌窦膜

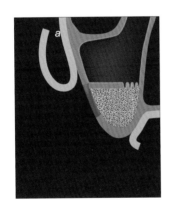

图25c 植骨

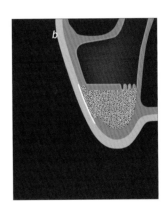

图25d 关闭黏骨膜瓣，下方放置屏障膜

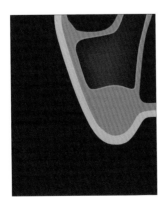

图25e 愈合之后的植骨区

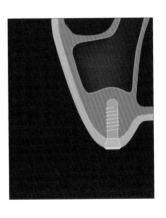

图25f 分阶段植入种植体之后

侧壁开窗上颌窦底提升同期种植的系列图示

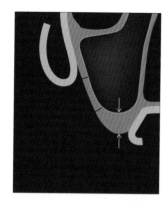

图26a　侧壁开窗技术同期种植的翻瓣和骨窗制备。注意：充足的剩余骨高度允许同期植入种植体（箭头所示）

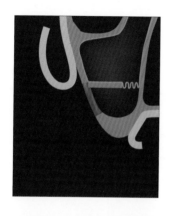

图26b　内翻骨窗和提升上颌窦膜

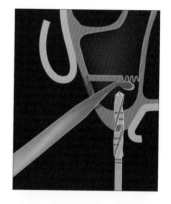

图26c　种植窝预备的钻孔程序。注意：黏骨膜已经提升，为了防止钻孔时黏骨膜穿孔，选用桨形的器械加以保护

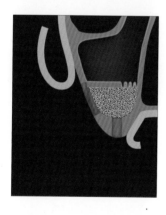

图26d　上颌窦腔内充填移植材料

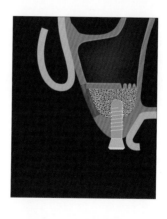

图26e　种植体位于填满移植材料的窦腔内

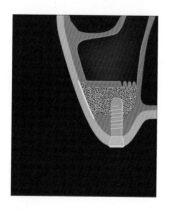

图26f　关闭黏骨膜瓣，下方放置屏障膜

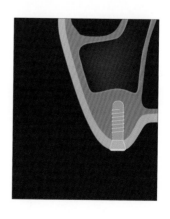

图26g　愈合之后的植骨区和提升的窦底

4.3.3 时间表

种植体植入和负荷时机主要取决于剩余骨量，而治疗程序中所选择的技术和材料作为修正因素可以缩短或延长愈合期。表4原则性地归纳了与各种植骨程序相关的愈合时间。如前所述（见4.2.2章节），与单独应用骨代用品相比，单独应用自体骨或与骨代用品联合应用可缩短种植体植入之前和种植体负荷之前的愈合期（Jensen和Terheyden，2009）。严重萎缩的牙槽嵴（窦底骨高度＜3 mm），骨移植和种植体植入之间需要较长的愈合期。医师应该根据每一个病例的不同临床情况调整种植体植入和负荷方案，包括植骨位点的影像学所见、植入扭矩、种植体的数目和尺寸、所用种植体表面的骨形成特性以及是否存在系统性疾病等。

表4　各种上颌窦底提升方案的时间表

术前情况	第一阶段手术		第二阶段手术	修复程序
窦底骨高度 >6mm	上颌窦底提升（穿牙槽嵴或侧壁开窗技术）		无须第二阶段手术	第一阶段手术3个月之后
	同期植入种植体			
	移植材料	自体骨 自体骨／骨代用品（1：1） 骨代用品		
窦底骨高度 3～6mm	上颌窦底提升（侧壁开窗技术）			
	同期植入种植体			
	移植材料	自体骨 自体骨／骨代用品（1：1） 骨代用品	无须第二阶段手术 无须第二阶段手术 无须第二阶段手术	第一阶段手术之后3～4个月 第一阶段手术之后3～4个月 第一阶段手术之后6个月
	不能获得种植体初始稳定性			
	分阶段植入种植体			
	移植材料	自体骨 自体骨／骨代用品（1：1） 骨代用品	第一阶段手术之后4～6个月 第一阶段手术之后6个月 第一阶段手术之后9～12个月	第二阶段手术之后3个月 第二阶段手术之后3个月 第二阶段手术之后3个月
窦底骨高度 <3mm	上颌窦底提升（侧壁开窗技术）			
	分阶段植入种植体			
	移植材料	自体骨 自体骨／骨代用品（1：1） 骨代用品	第一阶段手术之后6个月 第一阶段手术之后6～8个月 第一阶段手术之后9～12个月	第二阶段手术之后3个月 第二阶段手术之后3个月 第二阶段手术之后3个月

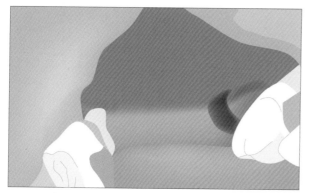

图27a　计划开窗位置暴露的外侧骨壁

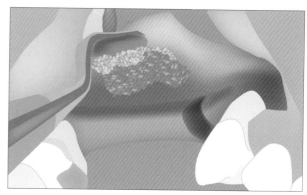

图27b　用刮骨刀切取自体骨屑

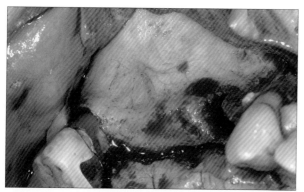

图27c　翻瓣之后，完全暴露颊侧骨壁，可以用刮骨刀切取骨屑

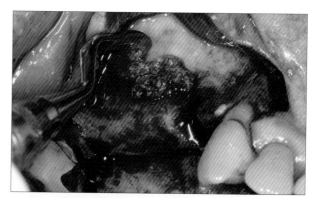

图27d　用锋利的刮骨刀可切取直径1.5~2mm的自体骨屑

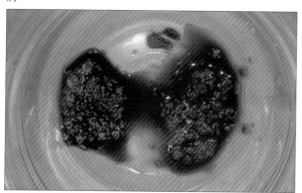

图27e　将收集的自体骨屑存储于无菌玻璃皿中

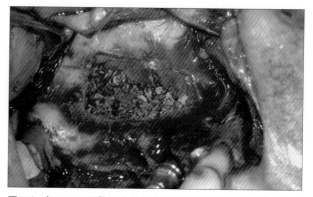

图27f　与DBBM颗粒混合的复合移植材料充填在施耐德膜提升之后创造的空腔中

4.3.4　取骨位点

应该从口内而不是口外取自体骨，这将显著减少术后不适和并发症（Chiapasco等，2009）。只要有可能，就应当从同一术区切取自体骨。广泛暴露的颊侧骨壁允许用特殊设计的刮骨刀和其他类型的骨收集器切取大量的自体骨屑。这些器械可以在计划开窗的外侧骨壁上收集自体骨屑（图27a~f）。如有必要，取骨区域可以扩展到上颌结节区。如果医师喜欢复合移植材料，可以将获取的自体骨屑与异种或异质骨移植材料混合。如果需要大量自体骨（如严重气化的双侧上颌窦底提升），通常从下颌骨切取足够的自体骨。当需要更大量的自体骨时（如额外附加垂直向和/或水平向外置法植骨），可从口外位点取骨，例如髂嵴。通常选择下颌升支和正中联合作为口内供骨区。

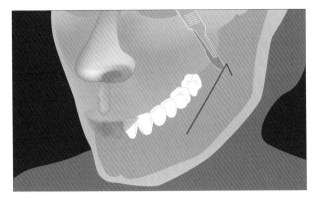

图28a　下颌升支取骨的切口

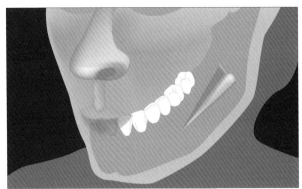

图28b　下颌升支取骨的翻瓣

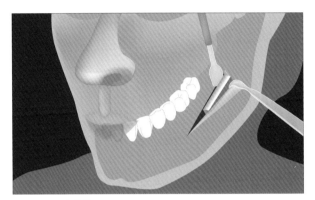

图28c　取出骨块

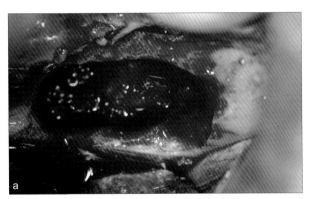

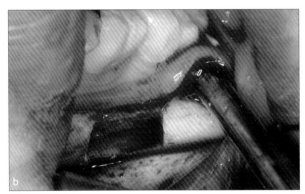

图29a，b　下颌升支取骨。在本病例，切取的骨与引导骨再生（GBR）联合应用。如果只是切取自体骨，切口的位置位于颊侧的远中。虽然下颌升支取骨不需要进行CT扫描，但应当注意解剖学的限制，不要损伤神经和血管。从升支取骨完成之后，立即填入吸收性明胶海绵或其他止血生物材料，避免继续出血。本病例从下颌升支切取了充分的骨量（a）。切取的自体骨移植材料可以是骨屑或骨块（b）

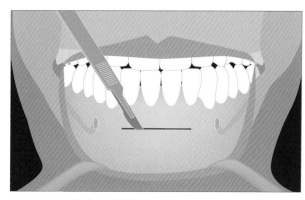

图30a 从正中联合取骨的切口

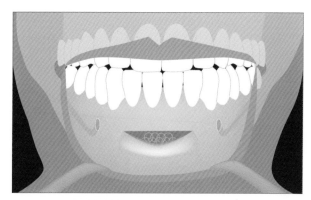

图30b 用环钻或其他器械取骨

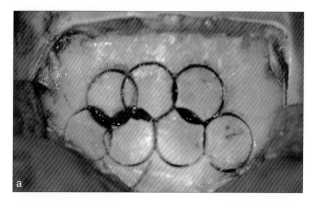

虽然上颌结节是另一个选项，但该区域的骨质和骨量通常较差。建议将下颌升支作为选择口内取骨区，因为并发症发生率低、相对容易取骨并有丰富的可用骨量（图28a～c和图29a，b）。然而，从下颌升支切取的骨通常为皮质骨（Misch，1997），骨诱导蛋白和骨形成细胞的含量有限。第二个选项建议是正中联合，具有良好的手术入路、骨密度以及包含骨组织的皮质骨和松质骨成分（Capelli和Testori，2009；Misch，1997）（图30a，b和图31a～c）。需要注意的是从正中联合取骨比下颌升支取骨有较高的并发症发生率和痛苦（Chiapasco等，1999；Clavero和Lundgren，2003；Nkenke等，2001，2002；Raghoebar等，2001a，2001；Misch，1997）。主要的并发症包括：下颌中切牙损伤，感觉异常，由于罕见的解剖结构（如邻近舌孔）导致的术中意外出血。文献指出从正中联合取骨的第1年间，下颌前牙感觉异常的发生率约为13%（Chiapasco等，1999；Nkenke等，2001；Raghoebar等，2007）。尽管从正中联合取骨具有获得优良骨质的诱惑力，但绝不能轻视。只有当需要大量自体骨（如双侧上颌窦底提升），并且已告知患者存在下颌前牙长期感觉异常的风险时，才可选择从正中联合取骨（Nkenke等，2001）。另一方面，从下颌升支取骨，存在损伤下牙槽神经的风险。换言之，从两个供骨区取骨均要进行仔细的术前评估。术前的三维CBCT或MCT扫描有助于避免并发症。

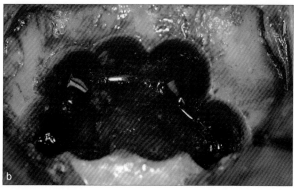

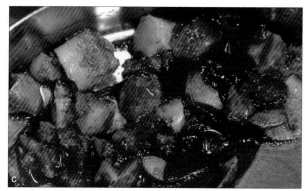

图31a～c 下颌正中联合取骨的临床程序。患者下颌前牙缺失，从该区域取骨较为容易。对此类病例，可采用环钻或其他器械切取大量的骨（a）。注意：取出皮质松质骨之后，舌侧皮质骨骨板完整（b）。将切取的骨块（c）用骨磨粉碎至合适大小的颗粒

4.3.5　上颌窦间隔和复杂病例的处理

上颌窦的解剖形态比较复杂，尤其是存在上颌窦间隔时，只依靠二维的放射线片进行术前诊断并不充分。对复杂病例进行上颌窦底提升程序的并发症发生率较高，例如黏骨膜穿孔。术前必须进行仔细的诊断和制订审慎的治疗方案，避免发生此类并发症和由此导致的手术失败。文献指出通过二维的放射线片很难发现上颌窦间隔和窦底的不规则形态（Krennmair等，1999）。目前，应用CT扫描可帮助医师在上颌窦底提升之前获得窦内解剖形态的准确信息。由此，医师可以在开放窦腔之前评估各种外科方案。以下是如何选择合适的外科程序处理上颌窦腔间隔的纲要。

存在上颌窦间隔时的外科处理原则

1. 间隔高于拟植入的种植体长度，上颌窦腔可能被分隔成2个或多个隔室。

   此类病例，不可能去除间隔并把上颌窦提升视为单腔的病例进行处理。尽管超过2个开窗是不现实的，但仍然建议每个隔室均开一个骨窗。如果存在完全分隔的上颌窦隔室这种复杂的解剖条件，其外科程序将更为复杂。

2. 间隔低于拟植入的种植体长度，上颌窦腔没有被完全分隔为隔室。

   此类病例，可以去除间隔并把上颌窦提升视为单腔病例进行处理。依据间隔的颊舌向维度，有效的方法是先开2个独立的

骨窗，由此确定间隔并将其去除。依据不同的临床情况，也可以选择另外一种不同的外科程序：颊侧骨壁的间隔高度较低的病例，在开始开窗时就将其视为单一窦腔进行处理。

总之，上颌窦底提升时的间隔处理，要求对相关的解剖结构进行审慎和仔细的分析。为了提高间隔手术的可预期性和降低并发症，适当的放射线检查将起到至关重要的作用。医师应当意识到，对这种过于复杂的病例难以实现可预期的上颌窦底提升。

致谢

研究支持

Dr. Toshifumi Kuroe － Center of Implant Dentistry，Yokohama，Japan

器械照片

Dr. Eiju Sen － Center of Implant Dentistry，Yokohama，Japan

Dr. Kotaro Nakata － Center of Implant Dentistry，Yokohama，Japan

5 选择上颌窦底提升技术和移植方案的指导原则

S. S. Jensen

在确定拟采用上颌窦底提升的外科技术和移植方案之前，应当认真地评估患者。

- 应当完全了解患者的病史（健康状况、服用的药物、过敏、吸烟、饮酒），并评估患者的依从性。以上的目的是甄别是否存在任何全身性风险因素。
- 应当在上颌窦底提升之前进行全面的临床检查，其中包括颌位关系、牙周状态、磨牙症的证据、与邻牙和对颌牙的距离。
- 应当进行放射线评估，至少包括：窦底剩余骨组织（骨量和骨密度）的三维信息，邻牙的根尖周情况，包含间隔和第二窦腔的上颌窦底解剖，上颌窦炎和上颌窦腔的其他病变。以上临床和放射线评估的目的是甄别是否存在任何局部风险因素。
- 基于以上评估过程确定的全身和/或局部风险因素，做出整体风险评估。如果存在上颌窦底提升或其他相关程序的绝对禁忌证，可以考虑其他的修复方式。主要是针对骨增量程序的禁忌证，可以选择其他的替代方案，包括植入短种植体、倾斜种植体或颧骨种植体。如果也禁忌这些外科程序，应该考虑天然牙支持的固定修复体或可摘义齿修复。
- 基于风险评估，患者应该知情同意。医师应该解释治疗方案的优缺点。

确定了上颌窦底提升的指征之后，需要做出3个主要决策：

1. 外科技术（侧壁开窗技术或穿牙槽嵴技术）。穿牙槽嵴技术受到限制，因为必须满足严格的要求：有利的颌位关系，牙槽嵴宽度充足，骨高度充足（>6mm），上颌窦底平坦。然而，如果能够满足上述要求则首选穿牙槽嵴技术，因为其痛苦小于侧壁开窗上颌窦底提升。
2. 种植体植入的时机（同期或分阶段种植方案）。如果能够获得种植体初始稳定性，通常首选同期植入种植体，由此可以减少手术次数和痛苦。然而，基于修复的角度，种植体也要获得理想的三维位置。
3. 骨移植方案（自体骨和/或骨代用品）。与单独应用骨代用品相比较，移植方案中只要是含有自体骨就能加速骨形成。此外，低替代率的骨代用品有助于维持扩增的骨量。

决策谱（图1和图2）提供了临床决策原则。

图1

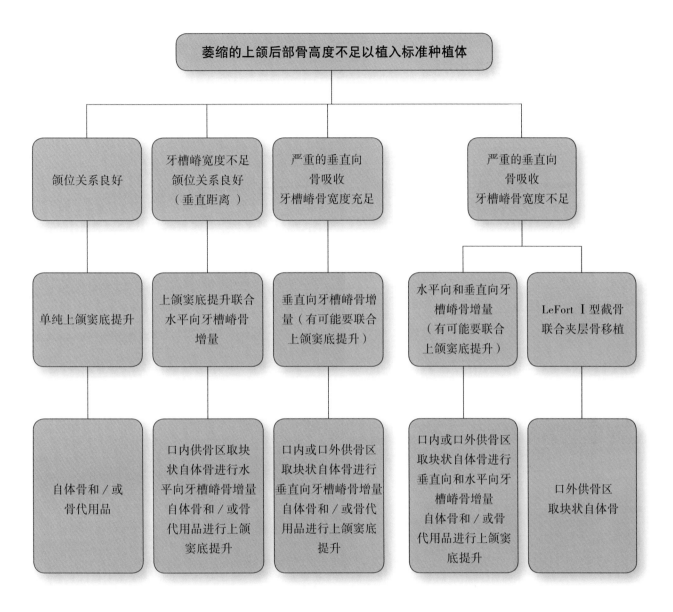

图2

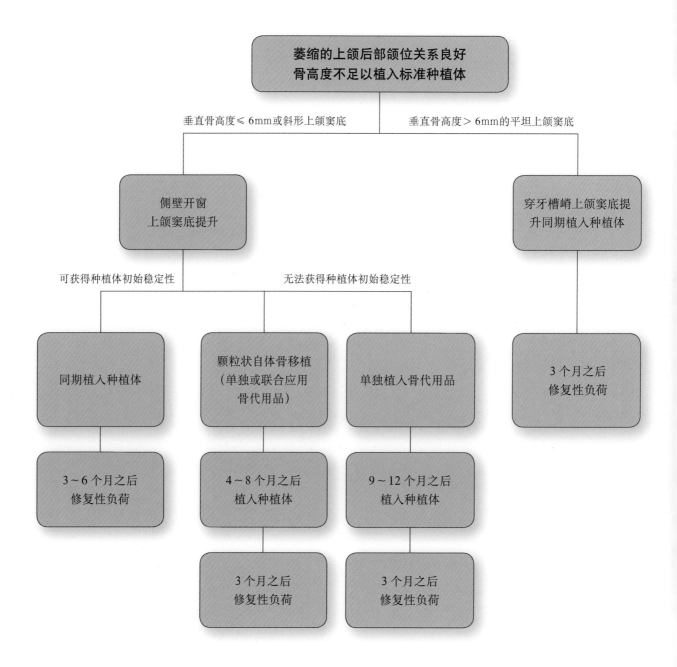

6 临床病例报告

穿牙槽嵴方案

6.1　上颌窦底提升同期种植：穿牙槽嵴技术，植入去蛋白牛骨基质

S. S. Jensen

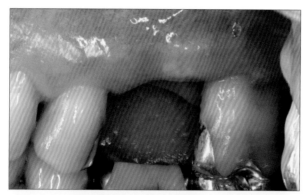

图1　上颌左侧第一磨牙缺牙位点的侧面观。上颌左侧第二磨牙的颊侧和近中有2～3 mm的牙龈退缩

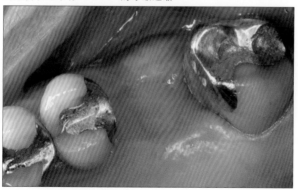

图2　殆面观。可见拔除上颌左侧第一磨牙6周之后软组织完全愈合，牙槽嵴宽度充足

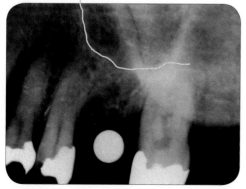

图3　术前根尖放射线片（含5mm的校准钢球），可见窦底骨高度为7mm。黄线标记上颌窦底的位置，在上颌左侧第一磨牙位点平坦

87岁女性患者，无系统性疾病，未服用药物，无过敏史，不吸烟。上颌左侧第一磨牙6周前因根折而拔除。

临床检查所见，除了上颌左侧第一磨牙缺失外，余牙列完整。轻微的常规性水平向骨吸收，邻牙未见病理性牙周袋。口腔卫生良好。

第二前磨牙和第二磨牙均为满意的金嵌体修复，缺牙位点的颊侧有2mm的牙龈退缩。上颌左侧第一磨牙拔除后的愈合过程无异常，牙槽嵴宽度良好（图1和图2）。

用平行投照技术拍摄根尖放射线片，为了校准而内置一个钢球。剩余窦底骨高度为7mm，上颌窦底为平坦的解剖形态（图3）。

外科程序

含肾上腺素的2%利多卡因局部麻醉，在上颌左侧第一磨牙位点做牙槽嵴顶全厚切口。种植窝预备的深度为6mm，用骨凿折断上颌窦底（图4），用捏鼻鼓气法检查上颌窦膜的完整性。

用深度尺测量。将去蛋白牛骨基质（DBBM：Bio-Oss；Geistlich Pharma，Wolhusen，Switzerland）轻轻地输送到种植窝内（图5和图6）。植入种植体（Straumann宽颈SLA表面种植体，直径4.8mm，长度10mm），初始稳定性良好（图7）。单丝缝合线（5-0）2针间断缝合，关闭创口（图8和图9）。术前1小时预防性服用抗生素青霉素G（1.6g），术后继续用药3天（0.8g，每天3次）。0.1%葡萄糖酸氯己定每天含漱2次，直到术后7天拆线。术后愈合过程无异常。

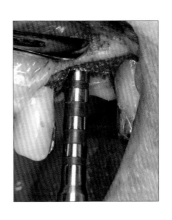

图4 种植窝的预备深度距离上颌窦底1mm，用骨凿轻轻折断上颌窦底

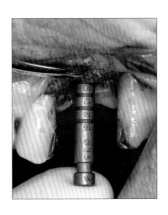

图5 用深度测量尺，并结合捏鼻鼓气试验检查施耐德膜的完整性。确认可用空间可以植入长度为10mm的种植体

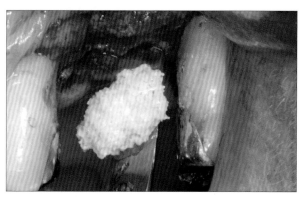

图6   将去蛋白牛骨基质（DBBM）输送到种植窝内，并用深度尺将其轻柔地向根方推进

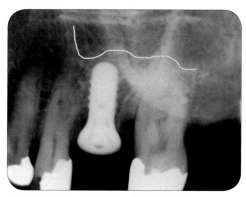

图7   根尖放射线片，黄线标记了新的上颌窦底

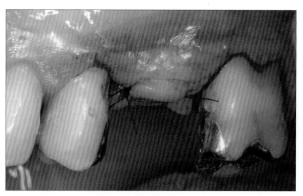

图8   同期植入种植体之后的侧面观

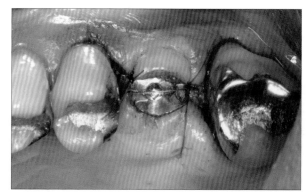

图9   术后的殆面观

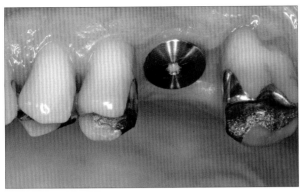

图10 手术8周之后的临床状态，此时安放基台。注意：种植体周围软组织健康

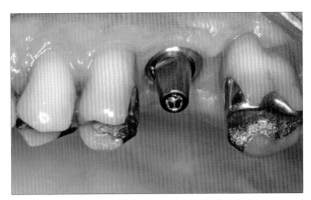

图11 安放实心基台（高度5.5mm）之后的临床状态

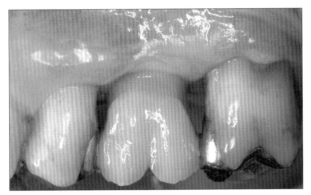

图12 戴入粘接固位金属烤瓷修复体之后的侧面观

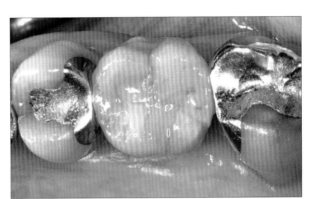

图13 戴入粘接固位金属烤瓷修复体之后的殆面观

修复程序

手术8周之后，安放实心基台（高度5.5 mm，扭矩35 N·cm），制取印模（图10和图11）。12天之后戴入粘接固位金属烤瓷修复体（图12~图14），1年之后修复体的腭侧远中有一小片崩瓷，种植体周围的软组织健康稳定（图15~图17）。

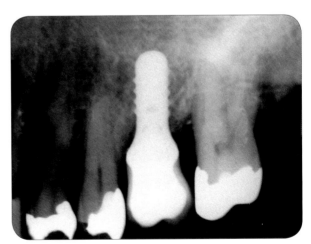

图14 戴入粘接固位金属烤瓷修复体之后的根尖放射线片

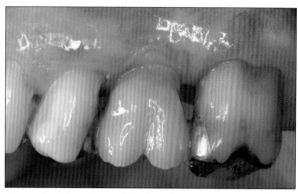

图15 修复性负荷1年之后的侧面观，显示种植体周围软组织
健康稳定

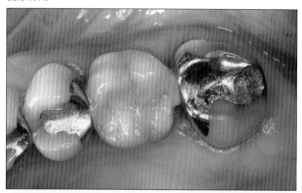

图16 修复性负荷1年之后的𬌗面观，显示腭侧远中小片崩瓷

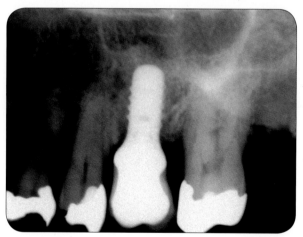

图17 修复性负荷1年之后的根尖放射线片，显示种植体根尖
骨增量区稳定

致谢

修复程序

Dr. Jens Malte – Private practice,
Copenhagen, Denmark

技工室程序

Lene Hyldgaard, CDT – Dental technician,
Copenhagen, Denmark

6.2 上颌窦底提升同期种植：穿牙槽嵴技术，植入去蛋白牛骨基质

B. E. Pjetursson

50岁男性患者，在瑞士伯尔尼大学的牙周和固定修复科就诊（图1）。因上颌（图2）和下颌（图3）多颗牙缺失，咀嚼功能障碍。下颌余留4颗牙，重度松动。10年前，上颌行套筒冠可摘局部义齿修复、下颌行金属支架可摘局部义齿修复。当时因强烈的咽反射患者难以适应可摘局部义齿，试戴几周后弃用。在此次来伯尔尼大学就诊之前，患者已经缺失磨牙10年之久。

患者要求全口修复。因为对可摘义齿有负面的经历，患者坚持固定修复。

全身性医疗风险评估未见异常。患者身体健康，未服用任何药物，不吸烟。因此，经过全面的牙周处理之后，未见种植治疗禁忌证。

修复诊断在上颌为肯氏Ⅰ类牙列缺失，下颌为肯氏Ⅰ类／1亚类牙列缺失。按照欧洲牙周病学会的定义，均为慢性牙周炎。口内余留12颗牙，除上颌右侧尖牙和第二前磨牙之外均为活髓牙。右侧尖牙、第一前磨牙和左侧尖牙为套筒冠修复。右侧第二前磨牙为银汞充填，双侧中切牙及侧切牙为复合树脂充填。上下颌牙均有磨耗（图2和图3），尽管患者用前牙咀嚼10年之久，但磨耗还属正常范围。

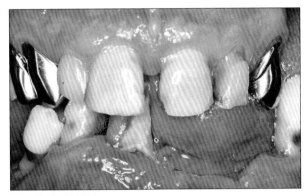

图1 初诊时的状态

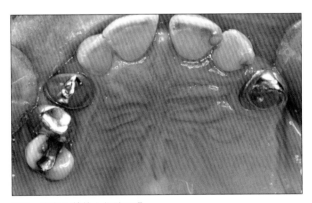

图2 治疗之前的上颌𬌗面观

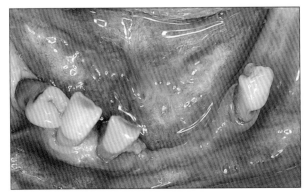

图3 治疗之前的下颌𬌗面观

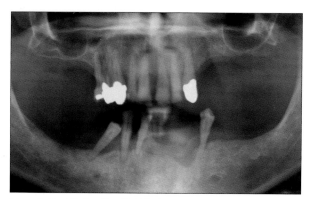

图4 初诊时的曲面体层放射线片，广泛的水平向骨吸收并伴有垂直向骨缺损。注意：未见上颌窦病变

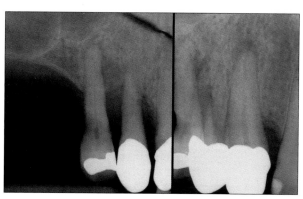

图5 第一象限的根尖放射线片，可见尖牙和第二前磨牙根尖透射影像、第一前磨牙垂直向骨缺损。术前根尖放射线片也显示第二前磨牙骨高度降低，不足以植入标准种植体

放射分析显示上颌右侧中切牙、第一前磨牙和下颌右侧第二前磨牙均为水平向骨吸收，并伴有垂直向骨缺损（图4）。下颌的4颗余留牙为水平向骨吸收，均达到根尖（图4）。上颌右侧尖牙和第二前磨牙没有活力，在根尖放射线片上均可见透射影像（图5）。初诊时的放射线片显示上颌右侧第一前磨牙以及左侧第一前磨牙和第二前磨牙的骨高度足以植入标准种植体。右侧第二前磨牙的骨高度为5mm，双侧第一磨牙位点的骨高度仅为1mm。上颌窦内未见病变（图4）。

对每颗牙进行术前风险评估，上颌右侧第一前磨牙和下颌所有的余留牙没有治疗价值。上颌右侧尖牙和第二前磨牙的处理存有争议，原因是在根尖区有较大的病灶和牙周附着丧失。上颌前部的5颗余留牙健康安全。

治疗过程包括4个阶段：

1. 全身调整阶段。 患者全身健康状态良好，不吸烟。在全身调整阶段不需要进行额外的检查和治疗。

2. 口腔卫生控制阶段。 在该阶段拔除没有治疗价值的所有牙。主要的争议是上颌右侧第二前磨牙，因为根尖病损和牙周附着丧失可能预后不良。一种治疗方案是在第一象限内做上颌右侧尖牙和第二前磨牙支持的三单位固定修复体桥（FPD），放弃2个咀嚼功能单位，只是前磨牙咬合。当与患者

讨论该治疗方案时，他要求再增加1个咀嚼单位。许多纵向研究表明，两颗根管治疗过的牙作为基牙并带有悬臂的牙支持式固定修复体的失败率较高。因此决定拔除上颌右侧第二前磨牙，第一象限采用种植体支持的固定修复体修复。在卫生控制阶段，对上颌前部的6颗余留牙进行牙周刮治和根面平整，并附加上颌右侧尖牙的根管治疗。

3. 重建治疗阶段。 该阶段的外科部分，计划拔除下颌余留牙6周之后（Ⅱ型种植）植入6颗种植体（Straumann常规颈标准美学种植体，直径4.1mm）。在第二象限第一前磨牙和第二前磨牙位点植入2颗种植体（Straumann常规颈标准美学种植体，直径4.1mm）支持一个前磨牙和一个磨牙修复体。在第一象限，也计划植入2颗种植体（Straumann常规颈标准美学种植体，直径4.1mm）替代第一前磨牙和第二前磨牙。上颌右侧第一前磨牙的骨高度和牙槽嵴宽度足以植入标准种植体；而第二前磨牙位点的骨高度仅为5mm（图6），因此计划进行穿牙槽嵴上颌窦底提升。该阶段的修复部分，牙列缺失的下颌计划采用3颗种植体支持的四单位金属烤瓷固定修复体修复：双侧磨牙位点为2个粘接固位的固定修复体，前牙区为螺丝固位的固定修复体。在上颌，新的金属烤瓷冠替代原来的套筒冠；双侧后部牙缺失，在第一前磨牙位点用前磨牙形状的修复体修复，在第二前磨牙位点用磨牙形状的修复体修复。由此，在每侧有3个咀嚼单位。

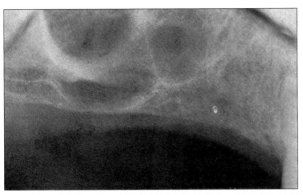

图6　植入种植体之前即刻拍摄的根尖放射线片，可见剩余骨高度约为5mm

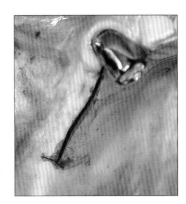

图7　行牙槽嵴顶正中切口并附加小T形松弛切口

4. 维护阶段。重建治疗阶段完成之后，计划让患者每隔6个月进行一次随访，评估余留牙、种植体周围软组织和修复体。

按照计划完成下颌治疗方案。在准备上颌手术时用0.1%葡萄糖酸氯己定含漱1分钟。在术区的颊侧和腭侧进行局部麻醉。行牙槽嵴顶正中切口，远中做小T形松弛切口（图7），翻全厚黏骨膜瓣（图8）。在距离标志尺的帮助下，用小球钻（1.2mm）在上颌右侧第一前磨牙位点的牙槽嵴顶标记第1颗种植体的中心点。尖牙远中面和标志点（标记种植体中心点）之间的距离为4～5mm。第一颗种植体和第二颗种植体中心标志点之间的距离大约为8mm，允许两颗种植体支持的修复体呈前磨牙和磨牙轮廓（图9）。

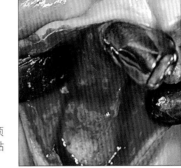

图8　为了获得暴露嵴顶的良好路径，翻全厚黏骨膜瓣

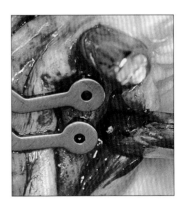

图9　用标志种植体肩台、相同直径的距离标志尺确定种植体中心点

用两种直径的球钻（2.2mm和3.1mm）扩大标记点，种植窝的直径比拟植入种植体的直径小0.5mm（图10）。在第一前磨牙位点，按照标准的外科程序植入种植体（Straumann常规颈标准美学种植体，直径4.1mm、长度12mm）（图11）。在第二前磨牙位点，种植体植入之前，术前放射线片测量牙槽嵴顶到上颌窦底皮质骨的距离为5mm，并

在术中将圆钝的牙周探针插入预备的种植窝、沿松软的小梁骨（Ⅲ类或Ⅳ类骨）上行而得到进一步确认。第二前磨牙位点的骨质疏松（Ⅳ类骨）并且剩余骨高度为5mm，种植窝预备过程不需要使用先锋钻，只是使用球钻穿透皮质骨（图10）然后用骨凿预备种植窝（图12）。

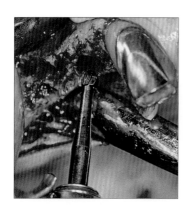

图10　首先用小球钻标记种植体的准确位置，然后用2种型号的球钻扩大，直到其直径比拟植入种植体的直径小0.5mm

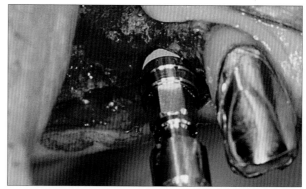

图11　上颌右侧第一前磨牙位点，按照标准外科程序植入种植体

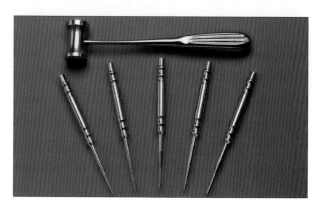

图12　不同直径的锥形骨凿套装，挤压剩余牙槽骨，并将其从预备的种植窝推入上颌窦底，提升窦底膜

开始先用小直径的锥形骨凿插入到种植位点内（图13），轻微敲击，向上颌窦底的皮质骨推进。到达上颌窦底之后，再次轻轻敲击，进一步推进1mm，造成上颌窦底皮质骨的"青枝样"骨折。小直径的锥形设计减小了折断皮质骨所需的力量。第二级骨凿仍旧是锥形设计，直径略大于第一级钻（图14），用于扩大窦底骨折的范围，敲击深度与第一级骨凿相同。第三级骨凿为平头设计，直径为

2.8mm，明显窄于拟植入种植体的直径（图15）。将直径2.8mm的骨凿推进至上颌窦底之后，在填入任何的移植材料之前，用捏鼻鼓气试验检查上颌窦膜是否穿孔。捏鼻鼓气测试是要求患者鼓气，冲破捏住鼻孔的阻力（图16），如果种植窝漏气，说明上颌窦膜已经穿孔，在关闭穿孔之前，不能移植任何材料。

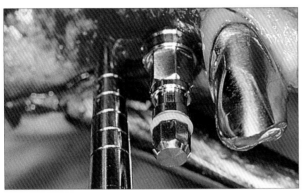

图13 首先用于种植位点的骨凿是小直径的锥形骨凿。选择这种设计是为了降低折断窦底皮质骨所需的力量

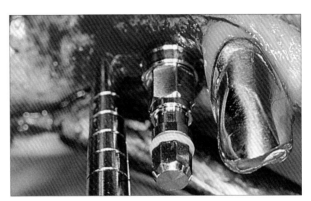

图14 第二级骨凿也是锥形设计，但直径略大以扩大窦底骨折的范围

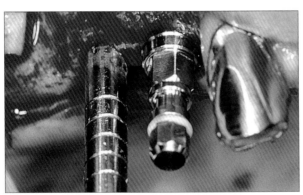

图15 第三级骨凿为平头设计，直径2.8mm

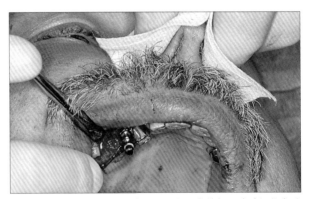

图16 检查上颌窦膜的完整性。要求患者鼓气，冲破捏住鼻孔的阻力。如果种植窝漏气，说明上颌窦膜已经穿孔，在关闭穿孔之前，不能移植任何材料

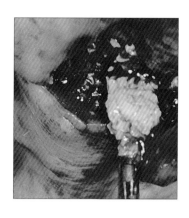

图17 上颌窦膜完整，分4次充填移植材料

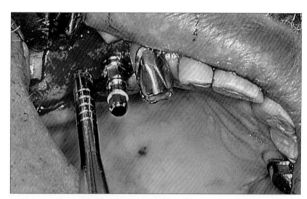

图18 用平头、直径2.8mm的骨凿将移植材料轻轻地推入上颌窦底

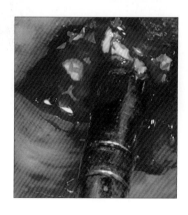

图19 最后一级骨凿直径3.5mm，形状和直径适合植入直径4.1mm的种植体。最后一级骨凿仅一次进入种植窝至关重要

如果上颌窦黏膜完整，准备植入去蛋白牛骨基质（DBBM）（图17）。用同样的平头、直径为2.8mm骨凿，将移植材料轻轻地推入窦底（图18）。将该过程重复4次，或者直到将约0.2g的移植材料（Bio-Oss；Geistlich Pharma，Wolhusen，Switzerland）推入上颌窦底膜下方的腔隙内。在第三次或第四次充填之后，将骨凿的尖端向窦腔推进约1mm，检查预备的种植窝内是否仍然存在阻力。

最后应用平头、直径3.5mm的骨凿（图19），骨凿的形态和直径适合柱状、直径4.1mm的种植体植入。最重要的是仅让最后一级骨凿进入种植窝一次。多次进入，存在扩大种植窝和影响种植体在疏松骨（Ⅲ类或Ⅳ类骨）内初始稳定性的风险。相反，如果最后一级骨凿的直径过度小于拟植入种植体的直径，植入种植体时需要过大的扭矩。施加于骨组织的过大压力将导致严重的骨损伤和骨吸收，潜在性延迟骨结合。尤其在种植体植入到骨量不足的位点时，获得种植体初始稳定性和骨损伤之间的良好平衡至关重要。在整个种植窝的预备过程中，精细控制预备深度极其关键。常规的骨凿有切割刃，增加了进入窦底时黏骨膜穿孔的风险。填塞移植材料的技巧是骨凿不能进入上颌窦腔内。骨凿推起的骨颗粒、移植材料以及聚集的液体产生液压作用，向上抬起折断的上颌窦底和黏骨膜。这种类型液压作用不至于造成上颌窦膜穿孔。

植入种植体之前的最后一个步骤是确认预备的种植窝允许植入长度为8mm的种植体，将与种植体直径相应的深度测量尺推进到先前确认的种植窝深度（图20）。重复捏鼻鼓气试验之后，植入种植体（Straumann常规颈标准美学种植体，直径4.1mm，长度8mm）并获得良好的初始稳定性。在第一前磨牙和第二前磨牙位点的2颗种植体上旋入封闭螺丝（图21）。用5-0的缝线7针间断缝合，关闭黏骨膜瓣，允许种植体以潜入式愈合形成骨结合（图22）。以同样的外科程序在上颌左侧第一前磨牙和第二前磨牙位点植入2颗种植体（Straumann常规颈标准美学种植体，直径4.1mm、长度12mm）。

术后护理，除了常规的口腔卫生自我维护之外，用0.1%的葡萄糖酸氯己定漱口3周，每天2次。因为植入骨代用品，术后第1周应用抗生素。

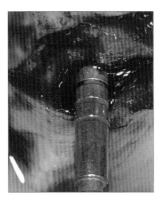

图20　植入种植体之前的最后一个步骤是确认预备的种植窝是否达到了拟植入的深度。将与种植体直径相应的深度测量尺插入到先前确定的深度

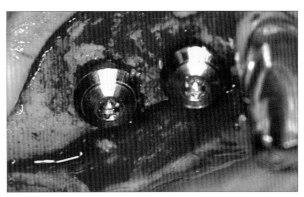

图21　在上颌第一前磨牙和第二前磨牙位点植入2颗种植体，获得了良好的初始稳定性

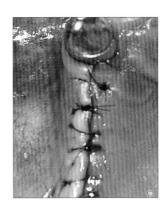

图22　用间断缝合线（5-0）关闭黏骨膜瓣，允许种植体以潜入式愈合形成骨结合

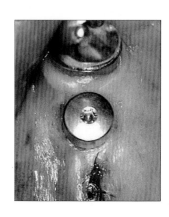

图23 暴露种植体。因为软组织环切技术将损伤种植体颊侧的附着性角化黏膜，因而弃用。沿种植体中心做牙槽嵴顶、呈半圆形朝向腭侧的小切口

愈合过程无异常。10周之后进行二期手术。沿种植体中心做牙槽嵴顶、呈半圆形朝向腭侧的小切口（图23）。放弃软组织环切技术，因为存在使种植体颊侧所有的附着性角化龈丧失的风险。旋出封闭螺丝，旋入2个3mm高的愈合帽。因为切口符合种植体的轮廓，因此不需要缝合（图24）。

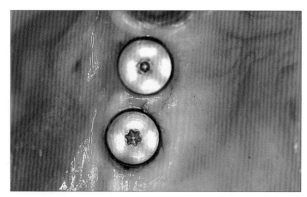

图24 暴露种植体、用3mm高愈合帽替代封闭螺丝之后的临床所见。注意：无须缝合

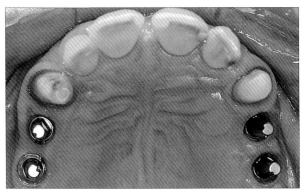

图25　双侧尖牙进行金属烤瓷冠的牙体预备。此外，安装4个7mm高的实心基台

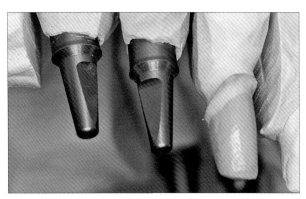

图26　工作模型

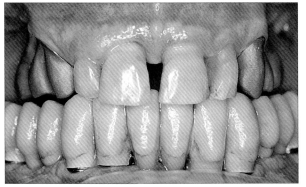

图27　试戴金属基底

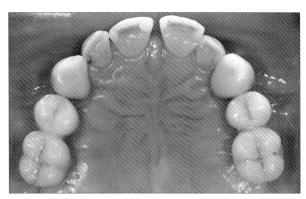

图28　治疗效果的殆面观

2周之后，去除双侧尖牙原有的套筒冠，并进行金属烤瓷冠的牙体预备。以35N·cm的扭矩在后牙位点的种植体上旋入4个7mm高的实心基台（图25）。安放印模帽和定位柱，用硅橡胶（Impregum Penta；3M ESPE，Seefeld，Germany）制取印模。依据工作模型（图26），在技工室制作修复体。双侧尖牙制作牙支持式金属烤瓷冠，双侧前磨牙位点制作种植体支持式联冠。要特别注意，确保2颗种植体之间邻间隙能够通过牙间隙刷。试戴金属基底之后（图27），技师饰瓷。

确认殆关系良好，并且侧方位运动为尖牙引导之后，用玻璃离子粘接剂（Ketac Cem；3M ESPE，Seefeld，Germany）粘接修复体。第二前磨牙位点种植体支持式修复体形状类似于第一磨牙，与患者要求在双侧有3个完整的咀嚼单位以及凯泽尔定义（译者注："凯泽尔定义"指短牙弓）相吻合（图28）。

这个完善的治疗全过程的最后一个步骤是制作殆垫，用于夜间防护，防止烤瓷冠崩瓷。

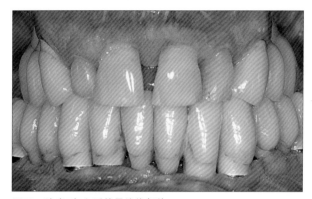

图29 治疗2年之后的最终修复体

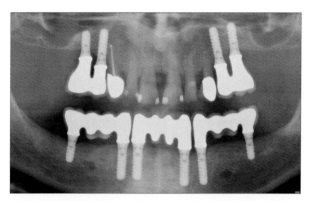

图30 治疗2年之后的曲面体层片显示临床状态稳定。在上颌右侧第二前磨牙位点可见穹隆样结构。与初诊时相比，显示骨量显著增加。穹隆顶被新的皮质骨板所包绕

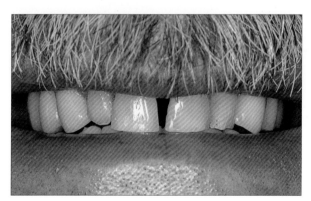

图31 治疗完成之后的患者微笑像

患者每隔6个月复查1次。

修复完成2年之后，临床（图29）和放射线（图30）检查均可见牙周和种植体周围软硬组织稳定。上颌右侧第二前磨牙位点植入的8mm种植体根尖方可见新的上颌窦底，说明穿牙槽嵴上颌窦底提升时获得了4～5mm高的骨量。尽管患者因为过度的咽反射不能戴用殆垫，在开始行使功能的2年间并未发生像崩瓷这样的技工工艺并发症。患者对咀嚼能力和美学效果都很满意（图31）。

致谢

技工室程序

Labor Nowaki and Kernen，Master Dental Technicians – Bern，Switzerland

侧壁开窗方案

6.3 上颌窦底提升同期种植：侧壁开窗技术，植入复合骨移植材料

V. Chappuis

　　68岁女性患者，就诊时要求修复上颌右侧第二前磨牙和第一磨牙。3年前，因为上颌右侧第一磨牙根管穿孔并伴有进展型根分歧病变，其全科牙医将此牙拔除（图1）。此期间患者对其前磨牙咬合的咀嚼功能满意，直到本次就诊的2个月之前第二前磨牙出现了临床症状。因第二前磨牙根折，将其拔除（图2）。

　　患者叙述了并不复杂的临床病史。患者患有花粉症引起的轻度过敏性哮喘，在非常少有的发作期需要应用肾上腺皮质素喷剂。另外，患者主诉对青霉素和甲芬那酸有些过敏。

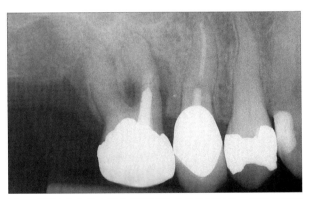

图1　就诊3年之前上颌右侧后部的根尖放射线片。可能是由于根管穿孔、第一磨牙显示有根分歧透射影像，其全科牙医将其拔除

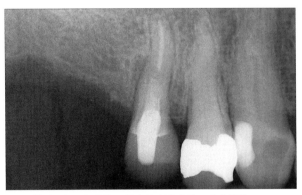

图2　就诊2个月之前第二前磨牙出现症状，将其拔除

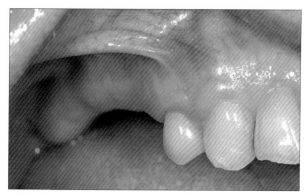

图3 患者口腔卫生状况良好。牙龈生物型为中厚龈生物型，牙列存在磨牙症的某些征象

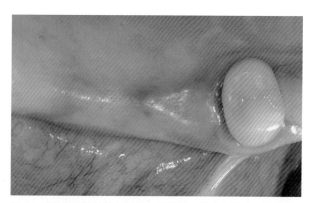

图4 上颌右侧后部临床所见。可见第二前磨牙拔除2个月之后的软组织愈合良好、第一磨牙位点的颊侧牙槽嵴变得非常平坦

　　患者不吸烟，定期接受其私人牙医的牙齿保健。大部分牙齿的菌斑控制和牙龈健康非常理想，牙周探诊深度<3mm。中位笑线，中度至高度美学要求。牙龈生物型被归类为中厚龈生物型，牙列显示磨牙症征象（图3）。拔除第二前磨牙2个月之后，临床检查可见上颌右侧后部的软组织愈合良好、第一磨牙位点的颊侧牙槽嵴变得非常平坦（图4）。

放射线分析

应用锥束CT（CBCT）进行放射线分析。施耐德膜未见异常，上颌窦前部可见骨间隔（图5）。上颌右侧第一磨牙的垂直骨高度为6mm、牙槽嵴宽度为5mm（图6），而在第二前磨牙位点垂直骨高度为8mm、牙槽嵴骨高度为5mm（图7）。骨间隔从上颌窦底一直延伸到上颌窦颅底骨壁、从近中前部扩展到远中腭侧骨壁（图8），在三维重建影像中清晰可见（图9）。骨量允许上颌窦底提升时同期植入种植体。由于骨间隔的复杂性，是侧壁开窗技术的指征，并推荐给患者。

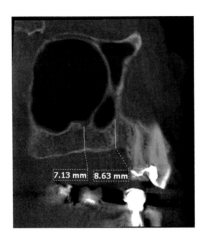

图5 应用锥束CT（CBCT）进行放射线分析。施耐德膜未见异常，上颌窦前部可见骨间隔，从上颌窦底一直延伸到上颌窦颅底骨壁

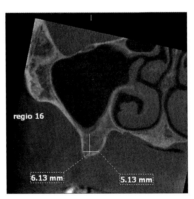

图6 CBCT：可见上颌右侧第一磨牙的垂直骨高度为6mm、牙槽嵴宽度为5mm

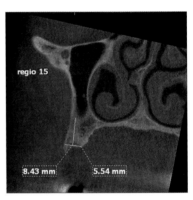

图7 CBCT：可见上颌右侧第二前磨牙的垂直骨高度为8mm、牙槽嵴宽度为5mm

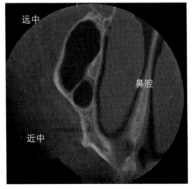

图8 骨间隔从上颌窦底一直延伸到上颌窦颅底骨壁、从近中前部扩展到远中腭侧骨壁

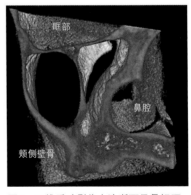

图9 三维重建影像中清晰可见骨间隔

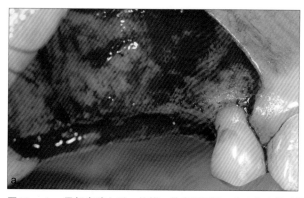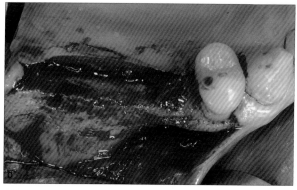

图10a，b 局部麻醉之后，从第一前磨牙至第二磨牙位点做略偏腭侧的牙槽嵴切口，在第一前磨牙和第二磨牙位点近中做2个垂直向松弛切口。翻全厚黏骨膜瓣

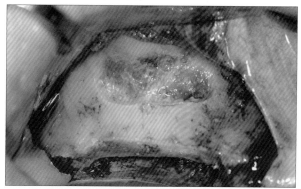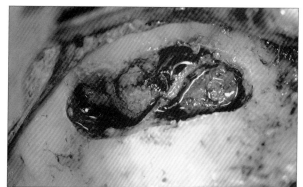

图11 用刮骨刀局部切取自体骨屑。略微平整牙槽嵴顶，创造充分的颌间间隙。用金刚砂球钻磨削颊侧骨板

图12 由于存在上颌窦骨间隔，完全去除骨窗骨板

治疗计划

患者要求对上颌右侧后部进行固定修复。讨论了两种治疗方案：

1. 在上颌右侧第二前磨牙位点植入1颗种植体并同期进行引导骨再生（GBR）和上颌窦底提升，修复体为一个单冠。该方案实现第二前磨牙咬合。

2. 在上颌右侧第二前磨牙和第一磨牙位点植入2颗种植体并同期进行GBR和上颌窦底提升，修复体为两个单冠。该方案实现第一磨牙咬合。

患者还是感觉美观受到影响，因此选择了第二方案。

外科程序

术前2小时口服克林霉素600mg。局部麻醉之后，从第一前磨牙至第二磨牙位点做略偏腭侧的牙槽嵴顶切口，在第二磨牙位点和第一前磨牙位点近中做2个垂直向松弛切口。翻全厚黏骨膜瓣（图10a，b）。

用刮骨刀局部切取自体骨屑。略微平整牙槽嵴顶，创造充分的颌间间隙。用金刚砂球钻磨削颊侧骨板（图11）。由于存在上颌窦骨间隔，完全去除骨窗骨板（图12）。用超声骨刀（Mectron Piezosurgery；Mectron，Carasco，Italy）切除骨间隔，降低施耐德膜穿孔的风险（图13）。此外，提升上颌窦前部和腭侧的施耐德膜，从而有利于来自完整腭侧骨壁的骨再生（图14）。

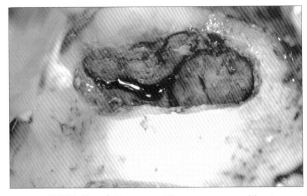

图13 用超声骨刀（Mectron Piezosurgery；Mectron, Carasco, Italy）去除骨间隔，降低上颌窦膜穿孔的风险

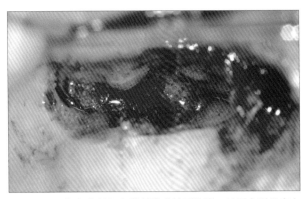

图14 从上颌窦的前部和腭侧提升施耐德膜，从而有利于来自完整腭侧骨壁的骨再生

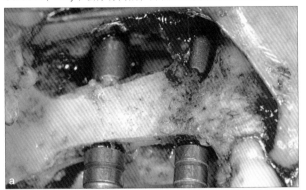

图15a～c 在上颌右侧第二前磨牙位点拟植入标准直径种植体（Straumann种植体，标准颈4.8mm，直径4.1mm，长度10mm）。第一磨牙位点拟植入宽直径种植体（Straumann种植体，标准颈4.8mm，直径4.8mm，长度10mm）

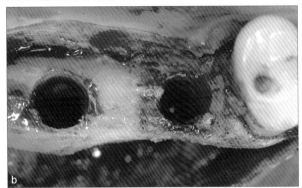

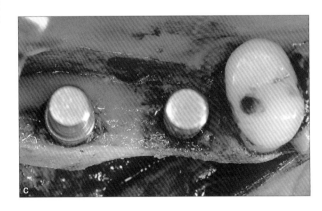

　　下一步是种植窝预备，上颌右侧第二前磨牙位点拟植入标准直径种植体（Straumann种植体，标准颈4.8mm，直径4.1mm，长度10mm）。第一磨牙位点拟植入宽直径种植体（Straumann种植体，标准颈4.8mm，直径4.8mm，长度10mm）（图15a～c）。自体骨屑和去蛋白牛骨基质（Bio-Oss, large granules；Geistlich Pharma, Wolhusen, Switzerland）以约为1∶1的比例混合。然后植入复合骨移植材料（图16）。种植体获得良好的初始稳定性。

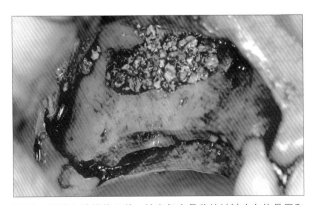

图16 在植入种植体之前，填充复合骨移植材料（自体骨屑和去蛋白牛骨基质以约为1∶1的比例混合）

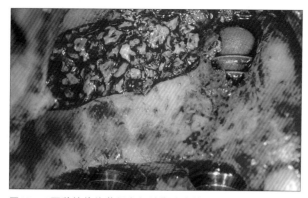

第二前磨牙位点的种植体出现根尖区开窗式骨缺损（图17）。骨缺损的修复：在种植体表面覆盖一层自体骨屑，在骨屑表面再覆盖一层DBBM进行轮廓增量（图18a，b）（Bio-Oss, small granules；Geistlich Pharma，Wolhusen，Switzerland），在移植位点表面覆盖双层胶原膜（Bio-Gide；Geistlich Pharma，Wolhusen，Switzerland）（图19a，b）。做骨膜松弛切口，获得初期创口关闭（图20）。

图17　2颗种植体均获得良好始期稳定性。第二前磨牙位点的种植体出现根尖区开窗式骨缺损

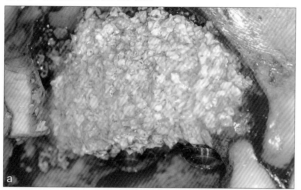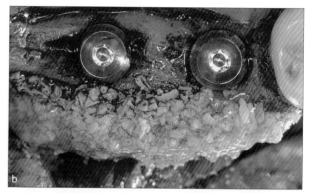

图18a，b　开窗式骨缺损的修复：在种植体表面覆盖一层自体骨屑，在骨屑表面再覆盖一层去蛋白牛骨基质进行轮廓增量

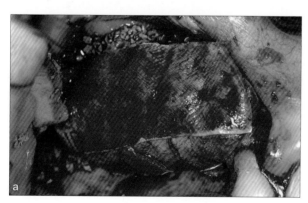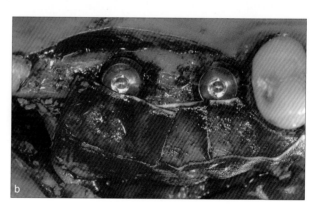

图19a，b　在移植位点表面覆盖双层胶原膜

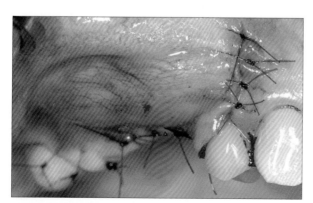

图20　做骨膜松弛切口，获得初期创口关闭

拍摄术后放射线片（图21）。6个月的愈合期之后，种植体稳定性商值（ISQ）分别为83（第二前磨牙位点）和82（第一磨牙位点）。此时，将患者转回其私人牙医，进行种植修复。

1年之后随访，种植体周围软组织健康、骨组织稳定（图22a～c）。修复医师从美观角度在修复体上增加了一个无咬合的远端悬臂。

致谢

修复程序
Dr. Reto Meier – Kirchberg，Switzerland

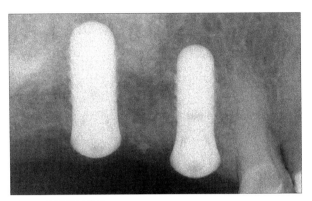

图21　术后放射线片

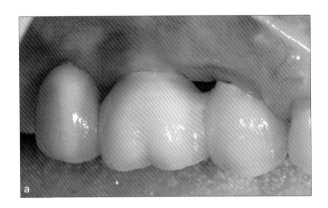

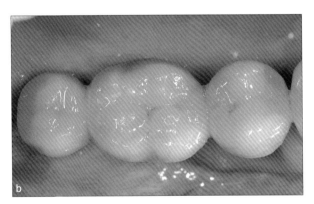

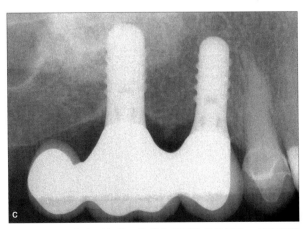

图22a～c　1年之后复诊，种植体周围软组织健康、骨高度稳定。在远端增加一个无咬合的悬臂

6.4 双侧上颌窦底提升同期种植：侧壁开窗技术，植入复合骨移植材料

A. Tahmaseb

57岁女性患者，要求进行牙种植治疗。上颌牙全部缺失20余年（图1a，b），下颌剩余牙列包括右侧尖牙至左侧第二前磨牙。左侧第二前磨牙已经非常脆弱并患有深龋。由于副功能咬合和戴有支架，剩余牙列残缺不全。初诊时，患者戴用的是第三副上颌总义齿、第四副下颌局部义齿。尽管上颌总义齿经过几次调改整和重做，在过去的5年中患者始终不满意，而下颌局部义齿就从未很好地行使功能。患者主诉上颌与下颌义齿均不稳定、疼痛和不适。

患者的全身病史未见阳性征。口内检查见上颌与无牙的下颌后部均为严重骨吸收。由于在下颌前部存在剩余牙列，因此骨吸收较少。结果，下颌前部和后部的骨高度存在显著差异。

上颌前部的剩余牙槽嵴的高度和宽度，在接近鼻腔处以刃状牙槽嵴为特征，骨量不足以植入种植体。就种植体植入而言，从尖牙位点向后的牙槽嵴骨宽度足够，但在双侧上颌窦位置，由于严重的牙槽嵴吸收和双侧上颌窦气化导致骨高度不足（1～4mm不等）。鉴于极度的骨丧失，推荐患者在上颌为可摘义齿的治疗方案，为上唇建立充分的支撑，满足患者美观和发音的期望。

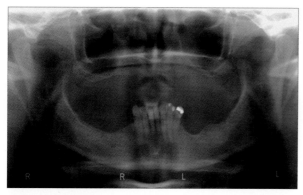

图1a 术前放射线片

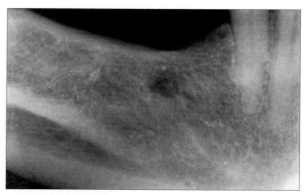

图1b 术前放射线片

提出以下治疗方案：

1. 拔除下颌残余牙齿。
2. 双侧上颌窦底提升。
3. 下颌（颏孔间区）植入2颗骨内种植体。
4. 单杆支持的下颌覆盖义齿。
5. 上颌植入4颗骨内种植体。
6. 2个杆支持的上颌覆盖义齿。

与患者讨论该治疗方案，建议同期完成所有的外科程序，包括：拔除下颌牙列，在拔牙位点收集骨，下颌植入种植体，双侧上颌窦底提升，即刻植入种植体（假定能够获得种植体初始稳定性）。向患者告知风险，并签署知情同意书。

外科程序

复制现有的上颌义齿，制作术中应用的外科导板（图2）。在下颌，局部麻醉下拔除剩余牙列，随后在颏孔间区翻瓣（图3）。应用超声骨刀（Mectron Piezosurgery；Mectron，Carasco，Italy）在牙槽嵴间隔切取骨屑和削减牙槽嵴。在距离颏孔安全距离的2个下颌尖牙位点，植入2颗标准种植体（Straumann种植体，标准颈4.8mm，直径4.1mm，长度12mm）。以穿黏膜愈合方式完成本外科程序（图4）。

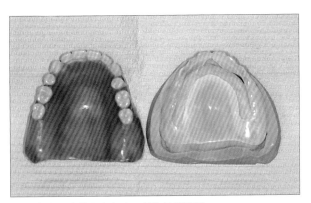

图2 复制现有的上颌义齿，制作外科导板

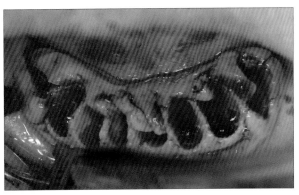

图3 刚刚拔牙之后的牙槽嵴

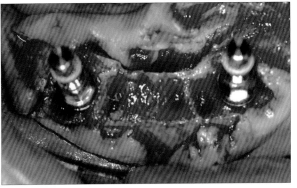

图4 为了收集自体骨和为将来的修复体创造垂直向空间，削减下颌牙槽嵴。植入2颗种植体

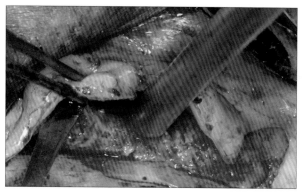

图5 上颌切口和翻瓣

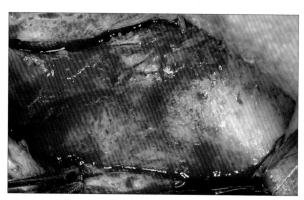

图6 制作上颌窦入路的黏骨膜瓣

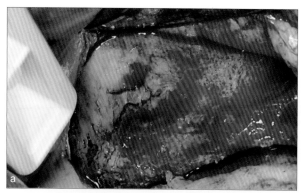

图7a，b 用刮骨刀刮除部分上颌窦颊侧骨板，同时收集刮下的骨组织

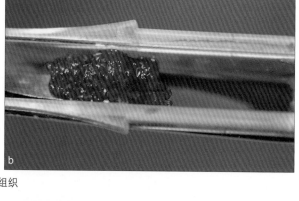

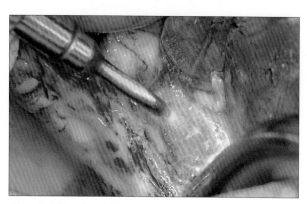

图8 超声骨刀进一步扩大上颌窦骨窗

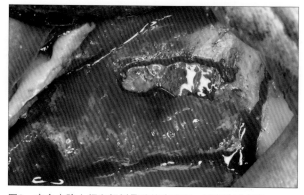

图9 完全去除上颌窦颊侧骨壁的临床观，可见施耐德膜

上颌，局部麻醉下从尖牙近中至上颌结节处翻黏骨膜瓣（图5和图6）。用刮骨刀（Meta，Reggio Emilia，Italy）从上颌窦的颊侧骨壁刮取自体骨，颊侧骨壁变薄，直到可见施耐德膜（图7a，b）。

然后，应用超声骨刀（Mectron Piezosurgery；Mectron，Carasco，Italy）扩大和磨圆进入上颌窦的入路，完成上颌窦开窗（图8和图9）。

随后，用宽剥离子（PESIM1；Hu-Friedy，Tuttlingen，Germany）提升施耐德膜。为了释放黏骨膜张力，提升程序首先从根尖方向开始，由此更容易控制黏骨膜穿孔（图10）。在所有的方向全面提升黏骨膜，一直达到上颌窦的近中骨壁（图11）。口腔内安放外科导板，确定种植体的位置和植入方向（图12）。因为剩余牙槽嵴非常薄，所以预备的种植窝直径要略小，以获得理想的种植体初始稳定性。

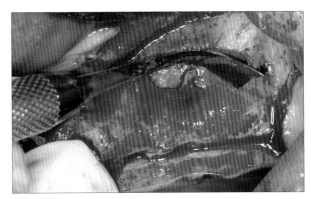

图10　用宽上颌窦膜剥离子轻柔地提升施耐德膜

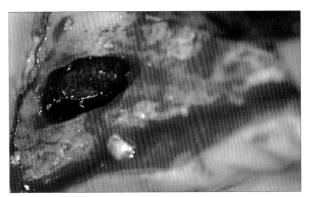

图11　在所有的方向全面提升黏骨膜，一直达到上颌窦的近中骨壁

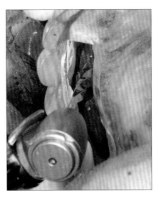

图12　安放外科导板，便于确定理想的种植体位置。置入移植材料之前进行种植窝预备

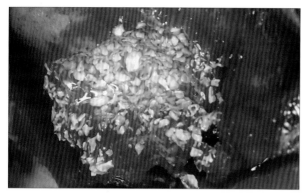

图13　植入种植体之前，将部分DBBM置入上颌窦腔

植入种植体之前，上颌窦腔的腭侧置入部分DBBM颗粒（Bio-Oss；Geistlich Pharma，Wolhusen，Switzerland），确保充满种植体的腭侧空间（图13）。在尖牙位点、前磨牙与磨牙位点之间植入2颗钛锆合金的种植体（Straumann锥柱状种植体，标准颈4.8mm，直径3.3mm，长度10mm，Roxolid；Straumann，Basel，Switzerland；图14a，b）。然后，将一部分从下颌和上颌颊侧骨壁切取的骨屑充填于邻近种植体螺纹的剩余上颌窦腔（图15）。在种植体颈部的小裂开式骨缺损，置入双层材料：自体骨屑和DBBM（图16）。缺损区覆盖可吸收性胶原膜（Bio-Gide；Geistlich Pharma，Wolhusen，Switzerland）（图17）。

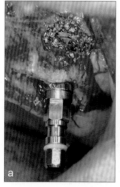
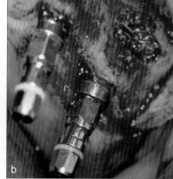

图14a，b　植入种植体

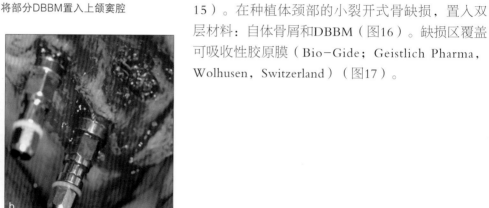

图15　上颌窦腔内进一步植入切取的自体骨和更多的DBBM

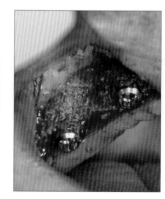

图16　植入的种植体。将骨屑覆盖于种植体颈部的小骨缺损表面（开窗式和骨裂开式骨缺损）

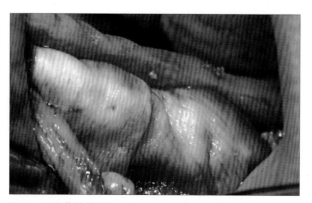

图17　可吸收性胶原膜覆盖上颌窦和种植体颈部骨裂开处

在对侧重复以上外科程序。在外科导板的引导下，又一次植入2颗钛锆合金种植体（Straumann锥柱状种植体，标准颈4.8mm，直径3.3mm，长度10mm，Roxolid）。所有的上颌种植体初始稳定性在20～25N·cm之间。最后，关闭黏骨膜瓣、潜入式愈合。用Gore-Tex缝线（WL Gore & Associates，Flagstaff，Arizona，USA）无张力关闭创口（图18）。拍摄曲面体层放射线片评估术后效果（图19）。

术后用药包括镇痛药、抗生素和用0.2%葡萄糖酸氯己定漱口。嘱患者2周之内不要戴用义齿。2周之后复诊，拆线并软衬义齿。

手术3个月之后，拍摄曲面体层放射线片，评估愈合情况和种植体周围骨组织状态（图20），可见移植材料稳定、无阳性征。手术6个月之后，局部麻醉翻小黏骨膜瓣、暴露种植体。应用共振频率分析（Ostell，Göteborg，Sweden）确认种植体稳定，商值均≥70，表明此时的种植体获得了成功的骨结合。

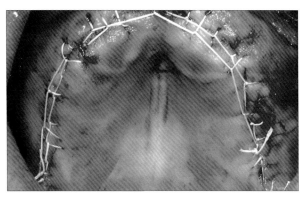

图18　多个连续缝合关闭创口，无张力关闭黏骨膜瓣

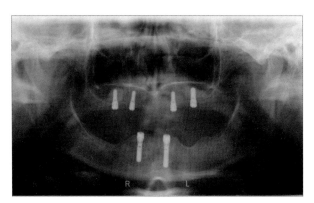

图19　术后的曲面体层放射线片

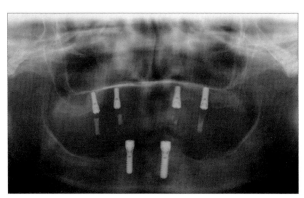

图20　手术3个月之后的曲面体层放射线片，显示种植体周围骨组织稳定

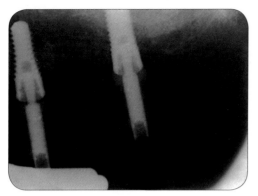

图21　制取印模时的放射线片

制取印模之后，进行标准的修复程序：取颌位记录，试戴蜡型和金属支架，制作覆盖义齿。下颌的修复为2颗种植体支撑1个杆，上颌的修复为2个杆，在每侧各1个杆，均由2颗种植体支持（图21～图23）。

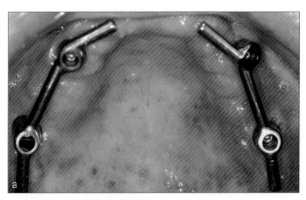
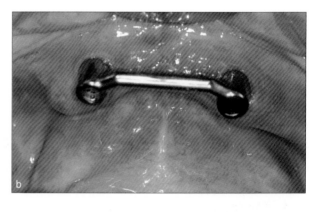

图22　a，b上颌和下颌的修复杆

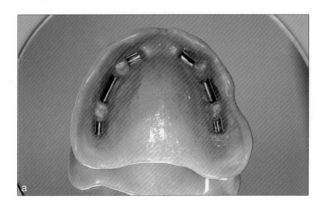
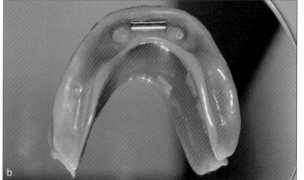

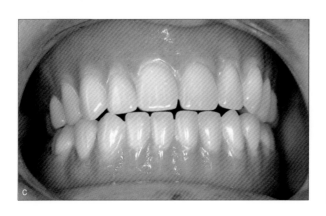

图23a～c　上颌和下颌的覆盖义齿

患者对美学效果满意，并感到戴用舒适（图24）。复诊2次，进行了微调。

1年之后随访时的临床和放射线检查，显示种植体周围软组织和硬组织稳定（图25）。

致谢

技工室程序

C. Verschuren，Dental Lab Van Der Bijl － Tilburg，Netherlands

E. Schildermans，ES Healthcare － Hasselt，Belgium

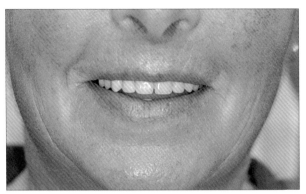

图24 美学外观

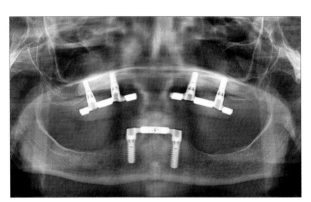

图25 手术1年之后的曲面体层放射线片

6.5 上颌窦底提升分阶段种植：植入双相磷酸钙

C. ten Bruggenkate

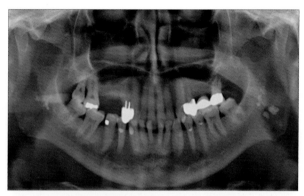

图1 初诊时的曲面体层放射线片，可见上颌右侧第二前磨牙和第一磨牙位点的窦底骨高度受限

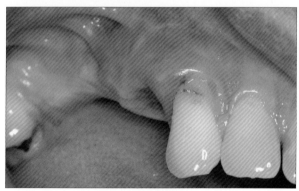

图2 初诊时上颌右侧牙列缺损的侧面观

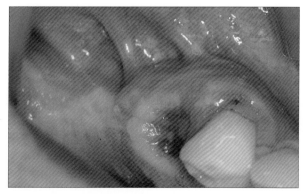

图3 初诊时上颌右侧牙列缺损的殆面观

53岁女性患者，转诊至口腔颌面外科接受上颌右侧牙列缺损的种植治疗。1年之前拔除上颌右侧第二前磨牙和第一磨牙，患者主诉右侧咀嚼无力。曾试戴过局部可摘义齿，但因不舒服而弃用。其他牙基本状况良好，只是上颌右侧第一前磨牙的根管治疗欠佳，经常有不适感，曲面体层放射线片可见根尖区病变。2颗下颌中切牙先天缺失（图1）。

患者全身健康状况良好、未服用任何药物、不吸烟，饮酒量只限于社交程度。

其牙医将患者转诊，进行上颌右侧缺隙的种植治疗。因为上颌右侧第一前磨牙预后不佳，转诊医师也建议将其拔除。牙槽嵴高度（5mm）不足以植入种植体，计划在预备种植窝时进行上颌窦底提升。

最后决定拔除上颌右侧第一前磨牙并提升上颌窦底，在第一前磨牙和第一磨牙位点植入2颗种植体，支持三单位固定局部修复体（FPD）。选择羟基磷灰石和三磷酸钙比例为60：40的双相磷酸钙（Straumann Bone Ceramic；Straumann，Basel，Switzerland）作为骨移植材料。局部牙槽骨高度为5mm，可以保证拟植入种植体具有良好的稳定性。但还是设计了分阶段种植的治疗方案：上颌窦底提升6个月之后植入种植体（图2和图3）。

治疗

拔除上颌右侧第一前磨牙1个月之后，采用Tatum侧壁开窗技术进行上颌窦底提升。局部麻醉下，做第一前磨牙至第一磨牙位点的牙槽嵴顶正中切口、尖牙远中的松弛切口（图4）。

用金刚砂球钻制备侧壁内翻骨窗。按照曲面体层放射线片所显示上颌窦外形制备骨窗轮廓。

下一步是骨窗脱位、向内上翻转。同时，用特殊设计的上颌窦底提升手用器械（Salvin Dental Specialties Inc.，Charlotte，North Carolina，USA）小心剥离施耐德膜，直到内翻的骨窗提升至水平位置。然后将鼻侧窦壁的施耐德膜提升到内翻骨窗的相同高度（图5）。在第一磨牙位点和第二前磨牙位点之间发现了一个小的上颌窦间隔。

未见施耐德膜穿孔和出血。

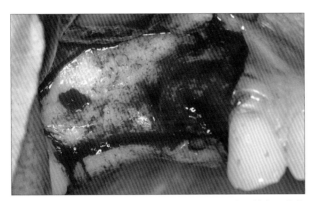

图4　暴露上颌右侧后部。注意：第一前磨牙和第二前磨牙位点的拔牙窝正在愈合过程中

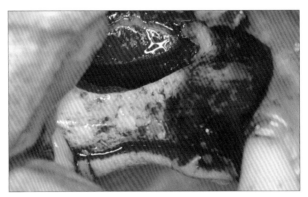

图5　按照Tatum方法制作上铰链式活板门内翻骨窗，并向内上旋转、进入上颌窦，窦腔黏骨膜完整

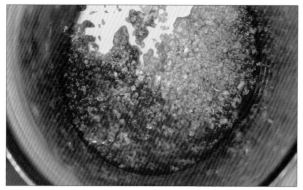

图6 羟基磷灰石和三磷酸钙比例为60∶40的双相磷酸钙（Straumann Bone Ceramic；Straumann, Basel, Switzerland）与患者的新鲜血液混合

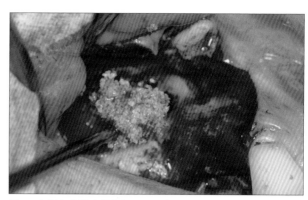

图7 上颌窦底填充骨代用品，占据内翻、上提的骨窗和施耐德膜下方的空间

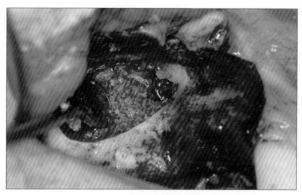

图8 用手用器械轻柔地将移植材料压入窦腔

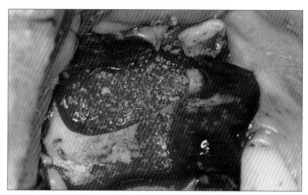

图9 植入移植材料之后的颊侧观

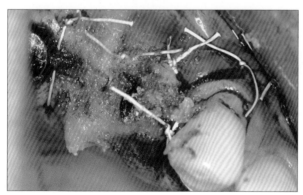

图10 创口缝合，覆盖Solcoseryl 口腔创口敷料（ICN Pharmaceuticals, Frankfurt, Germany）

在内翻、上提的骨窗下方新形成的空间内充填含有两种成分的浸润血液的双相磷酸钙（Straumann Bone Ceramic；Straumann, Basel, Switzerland）（图6～图9），上颌窦侧壁骨窗表面未覆盖屏障膜。瓣复位，用不可吸收性膨体聚四氟乙烯（ePTFE）缝线（WL Gore & Associates, Flagstaff, Arizona, USA）缝合（图10）。术后曲面体层放射线片显示，移植材料正确植入并充盈上颌窦底。患者术后7天口服阿莫西林，每天4次，每次0.5g。

术后愈合无异常，10天之后拆线。上颌窦底提升5个月之后，制作牙槽嵴地图并拍摄曲面体层放射线片，显示有利的骨组织三维轮廓，适合在1个月之后进入种植程序（图11～图13）。

上颌窦底提升6个月之后，进行第二次手术植入种植体，术前1小时一次性口服3g阿莫西林。局部麻醉下，做第一前磨牙至第一磨牙位点的牙槽嵴顶正中切口。翻黏骨膜瓣，在尖牙远中做不含牙龈乳头的松弛切口（图14）。可见牙槽嵴愈合良好，适合种植体植入的良好三维轮廓。

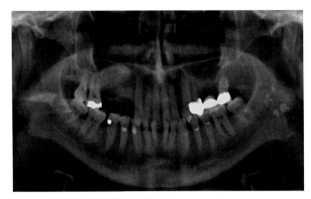

图11　术后曲面体层放射线片

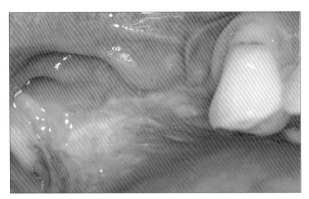

图12　上颌窦底提升和骨移植手术6个月之后的临床观

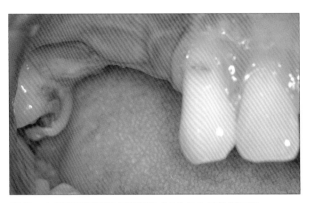

图13　上颌窦底提升和骨移植手术6个月之后的侧面观

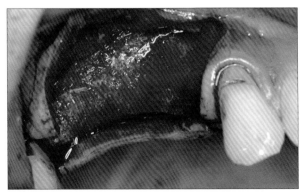

图14　翻全厚黏骨膜瓣之后的术野

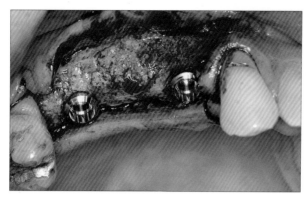

图15 在第一前磨牙和第一磨牙位点植入种植体之后的临床观

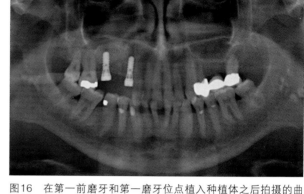

图16 在第一前磨牙和第一磨牙位点植入种植体之后拍摄的曲面体层放射线片

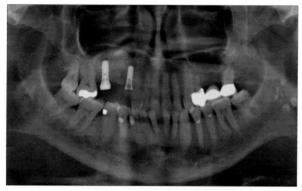

图17 在3个月骨结合期之后拍摄的曲面体层放射线片

按照拟植入的种植体（Straumann AG，Basel，Switzerland），用常规螺纹钻预备2个种植窝。在第一前磨牙和第一磨牙位点植入2颗种植体（Straumann常规颈、美学种植体，直径4.1mm，长度10mm）（图15和图16），植入之后安放3mm高的愈合帽。复位黏骨膜瓣，ePTFE缝线（WL Gore & Associates，Flagstaff，Arizona，USA）关闭创口。术后曲面体层放射线片显示种植体位置良好，周围被大量骨移植材料所包绕。

术后愈合无异常，10天之后拆线。

愈合3个月之后拍摄曲面体层放射线片，评估种植体稳定性（图17）。种植体骨结合良好。

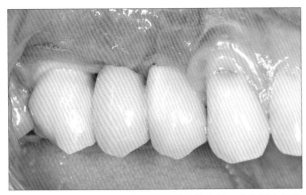

图18　第一前磨牙和第一磨牙位点种植体支持三单位固定局部修复体。3个月之后的临床观

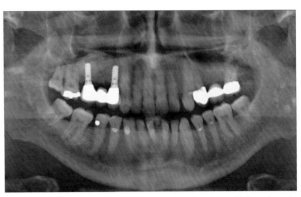

图19　第一前磨牙和第一磨牙位点种植体支持三单位固定局部修复体。3个月之后的曲面体层放射线片

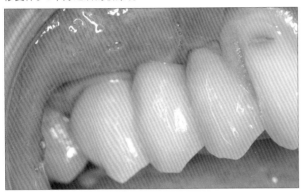

图20　第一前磨牙和第一磨牙位点种植体支持三单位固定局部修复体。修复1年之后的侧面观

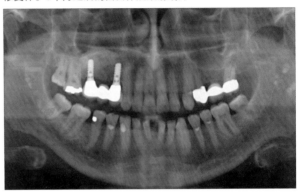

图21　第一前磨牙和第一磨牙位点种植体支持三单位固定局部修复体。修复1年之后的曲面体层放射线片

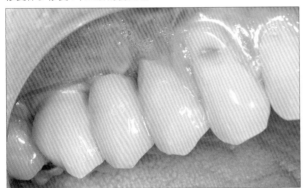

图22　第一前磨牙和第一磨牙位点种植体支持三单位固定局部修复体。修复2年之后的侧面观

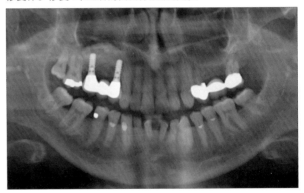

图23　第一前磨牙和第一磨牙位点种植体支持三单位固定局部修复体。修复2年之后的曲面体层放射线片

　　修复治疗包括：制取带有各自印模帽的印模，患者的牙科医师制作三单位金基底固定局部修复体。患者对"新牙"非常满意，感觉就像天然牙一样（图18和图19）。

　　1年和2年之后复诊，可见种植体周围软组织健康、无牙周袋和探诊出血，种植体周围骨高度稳定（图20～图23）。

致谢

修复程序

Dr. J. W. Roeloffs — Katwijk，Netherlands

6.6 上颌窦底提升同期和分阶段种植：植入复合骨移植材料

D. Buser

38岁女性患者，转诊至我科进行种植治疗。患者健康、不吸烟。转诊医师不得不拔除上颌右侧第二前磨牙，并要求为种植治疗进行详细检查。临床检查可见黏膜已经愈合的单颗牙缺隙，牙槽嵴宽度足以植入种植体（图1）。相邻第一磨牙为冠修复、金属边缘暴露，从审美角度困扰患者（图2）。

拍摄根尖放射线片，可见残存的拔牙窝，缺牙位点骨高度充分。相邻的第一磨牙存在根尖透射影，但是此慢性病变的边缘不清晰（图3）。于是决定进行锥束CT（CBCT）扫描（Accuitomo；Morita，Kyoto，Japan），详细评估解剖状况。三维影像显示令人吃惊的巨大囊性病变（图4和图5）。

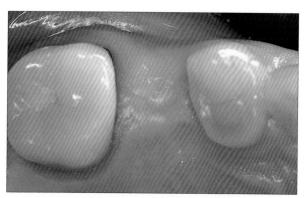

图1 初诊时的临床状态，转诊医师拔除第二前磨牙之后的单颗牙位点缺隙。黏膜已经愈合，缺牙位点的牙槽嵴宽度足以植入种植体

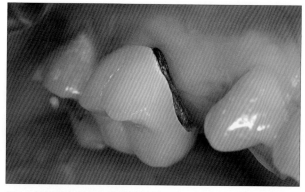

图2 颊侧观未见任何显著的颊侧凹陷。但是，可见严重困扰患者的第一磨牙冠修复体的金属边缘

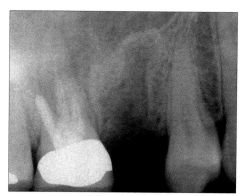

图3 根尖放射线片，在第二前磨牙位点仍然清晰可辨先前的拔牙窝。第一磨牙根尖存在透射影，但病变范围不清晰

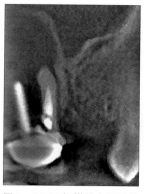

图4 CBCT扫描的全景影像显示在第一磨牙的2个颊根上存在巨大的囊性病变

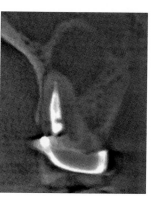

图5 CBCT扫描的颊舌向断层清晰显示根尖周囊肿的病变范围

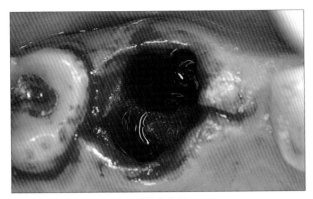

图6 不翻瓣拔除第一磨牙的临床状况

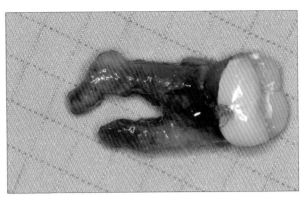

图7 已拔出的第一磨牙颊侧根带有囊肿

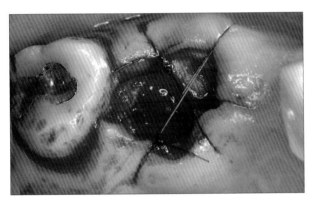

图8 搔刮拔牙窝之后，置入胶原塞稳定血凝块

与患者讨论了临床状况，商定了如下治疗计划：

1. 不翻瓣拔除第一磨牙。
2. 愈合3个月之后，上颌窦底提升并在第二前磨牙位点同期植入种植体、第一磨牙位点牙槽嵴骨增量（应用覆盖胶原膜的侧壁开窗技术）。
3. 再过2个月之后，用临时冠修复第二前磨牙位点的种植体。
4. 上颌窦底提升／牙槽嵴骨增量大约6个月之后，在第一磨牙位点植入种植体。
5. 种植体负荷采用粘接固位修复体。

不翻瓣拔除第一磨牙（图6和图7）。刮除广泛的骨内病变、冲洗，充填胶原塞（Tissuecone；Baxter，Volketswil，Switzerland）以稳定血凝块（图8）。充填胶原塞的目的是为了在预期手术位点获得带有额外角化黏膜的完美软组织。

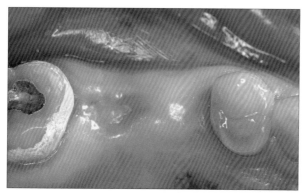

图9 3个月之后的临床状况。可见黏膜愈合良好，第一磨牙位点大约有5mm角化黏膜

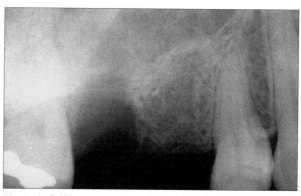

图10 根尖放射线片证实第一磨牙位点存在严重的骨缺损。第二前磨牙位点进一步愈合

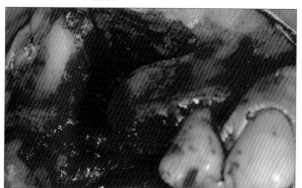

图11 术中图像。翻梯形全厚瓣，去除肉芽组织，制备提升施耐德膜的骨窗。第一磨牙位点的牙槽骨颊侧骨壁完全缺失

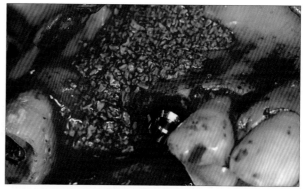

图12 第二前磨牙位点植入软组织水平种植体，初始稳定性良好。为了增加骨高度和重建颊侧骨壁，第一磨牙位点用复合移植材料进行局部骨增量。应用的复合移植材料为局部切取的自体骨屑和DBBM颗粒

3个月的软组织愈合期无异常，之后拍摄根尖放射线片（图9）。第二前磨牙拔牙位点已经正常愈合，骨高度接近10mm。因为第一磨牙位点存在广泛的骨性病变，故翻梯形黏骨膜瓣（图10）。如所预料，因拔牙之后的束状骨吸收导致第一磨牙位点的牙槽嵴颊侧骨壁出现巨大缺损。与之前的预计相吻合，不能在此位点植入种植体，需要进行垂直向和水平向骨增量，以便在第二次手术植入种植体。为此，进行分阶段的侧壁开窗上颌窦底提升，并联合应用GBR进行水平向牙槽嵴骨增量。用金刚砂钻和超声骨刀（Mectron Piezosurgery；Mectron, Carasco, Italy）进行经典的骨窗制备，进而剥离和提升施耐德膜。此过程顺利完成，没有造成黏膜撕裂（图11）。

在新创造的空间内填充复合骨移植材料（图12）。笔者常规将自体骨屑和成分为羟基磷灰石的低替代率骨代用品以1∶1的比例混合使用。用刮骨刀（Hu-Friedy, Chicago, Illinois, USA）从同一术野的颊侧骨壁常规刮取骨屑。骨代用品则首选DBBM（Bio-Oss；Geistlich Pharma, Wolhusen, Switzerland），或者选择双相磷酸钙（Straumann Bone Ceramic；Straumann, Basel, Switzerland）。两种材料均被文献所充分证实，其低替代率对于长期维持新形成的骨量至关重要（Jensen等，2006；Jensen等，2007；Cordaro等，2008）。

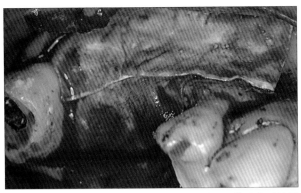

图13 根据引导骨再生（GBR）的治疗原则，用作为临时性屏障的可吸收性胶原膜覆盖骨增量材料

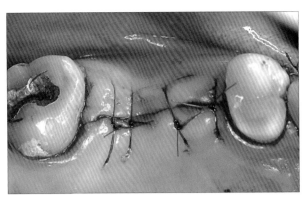

图14 无张力初期创口关闭，完成手术

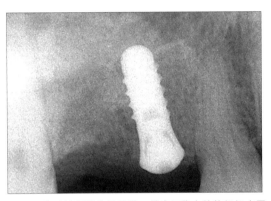

图15 术后放射线片显示第二前磨牙位点的软组织水平种植体和第一磨牙位点的骨移植材料

本病例依照治疗计划，在第二前磨牙位点植入标准的软组织水平种植体（Straumann常规颈种植体、SLActive表面，直径4.1mm，长度12mm）之后，植入添加DBBM颗粒的复合骨移植材料。遵循引导骨再生（GBR）治疗原则，增量位点表面覆盖非交联、猪源可吸收性胶原膜（Bio-Gide；Geistlich Pharma，Wolhusen，Switzerland）作为初期骨愈合过程中的临时屏障（图13）。为了使生物材料实现潜入式愈合，以初期创口关闭，完成手术（图14）。术后放射线片显示第二前磨牙位点的种植体植入位置良好，第一磨牙位点显示有上颌窦底提升和牙槽嵴骨增量的骨移植材料（图15）。

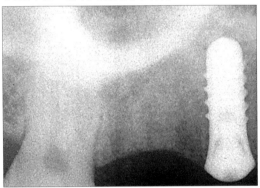

图16 6个月之后，种植体骨结合良好。第二前磨牙位点骨愈合已经完成，第一磨牙位点骨愈合良好、可以植入第2颗种植体

原计划第二前磨牙位点种植体进行临时修复，但因为患者预算有限而作罢。在整个骨愈合期，种植体一直没有修复。上颌窦底提升6个月之后拍摄放射线片，可见第二前磨牙位点的种植体骨结合良好，第一磨牙位点骨愈合良好、骨高度充足（图16）。𬌗面观可见第一磨牙位点良好保存的牙槽嵴、第二磨牙位点的种植体周围黏膜无炎症（图17）。

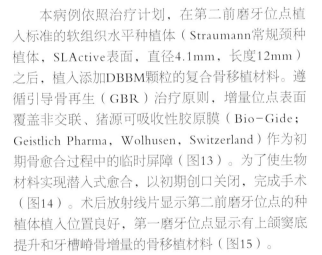

图17 𬌗面观，骨增量6个月之后的局部状态

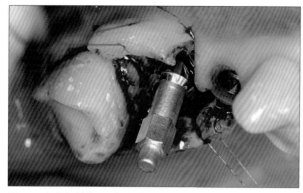

图18　为减少创伤翻2个小瓣，植入第2颗Straumann种植体。
注意：安放磁柱的作用是测量ISQ值

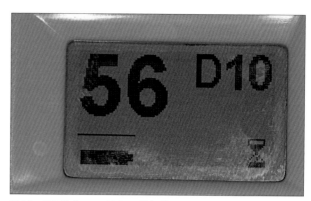

图19　ISQ值为56，低于70的阈值

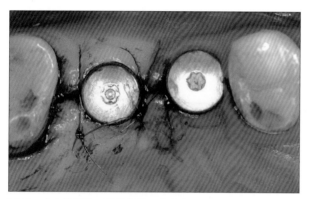

图20　将小瓣复位，开始非潜入式愈合

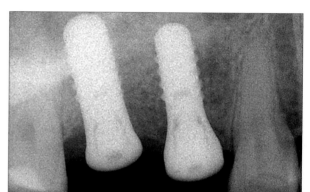

图21　术后放射线片显示2颗种植体位置和角度均良好

　　第二次种植治疗程序，采用小翻瓣、短松弛切口的微创方法。牙槽嵴获得了完美的重建，可以植入微粗糙形态、亲水的SLA表面宽体种植体（Straumann常规颈种植体，SLActive表面，直径4.8mm，长度12mm）。安放磁柱（图18）、测量ISQ值（种植体稳定性商值；Osstell，Göteborg，Sweden），读数为56，略低于平均值（图19）。然后，第一磨牙位点种植体安放3mm高愈合帽，非潜入式愈合（图20）。拍摄术后放射线片，显示2颗种植体位置良好（图21）。

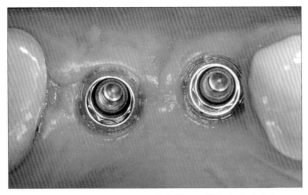

图22　6周之后的验面观，可见种植体周围软组织愈合良好

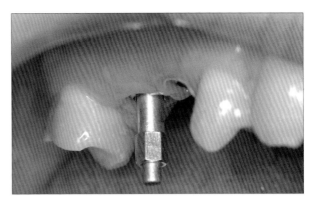

图23　为了检测骨结合的进展程度，再次测量ISQ值

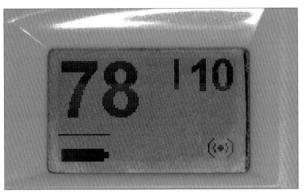

图24　第一磨牙位点种植体的ISQ值显著增加到78，超过70这一阈值

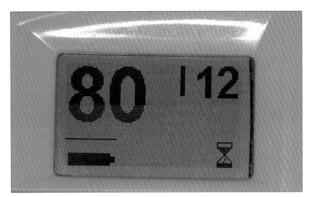

图25　第二前磨牙位点种植体的ISQ值为80。准备修复2颗种植体

　　6周之后进行临床检查，可见两颗种植体结合良好、无炎症征象（图22）。第一磨牙位点种植体的ISQ值显著提高到78（图23和图24）。相比之下，第二前磨牙位点种植体ISQ值为80（图25）。放射线检查也证实2颗种植体都获得了成功的骨结合（图26）。因为2颗种植体的ISQ值都超过了70这一阈值，意味着可以进入修复程序。将患者转回其牙医，用粘接固位修复体修复2颗种植体（图27和图28）。

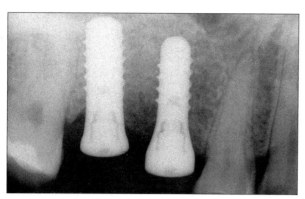

图26 根尖放射线片确认2颗种植体均获得了正常的骨结合

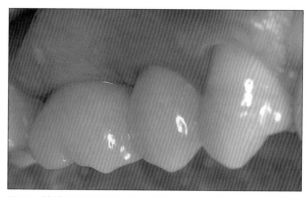

图27 转诊医师用粘接固位修复体修复2颗种植体之后的临床观，种植治疗获得了满意的效果

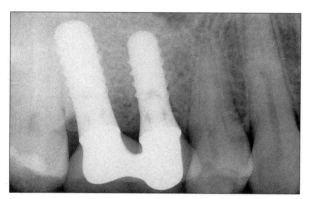

图28 根尖放射线片证实2颗种植体均获得了正常的骨结合

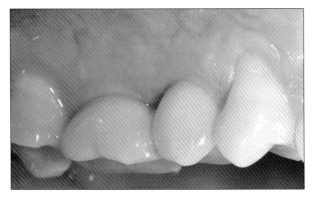

图29　植入第二颗种植体5年之后的临床观，可见种植体整合良好、种植体周围软组织稳定

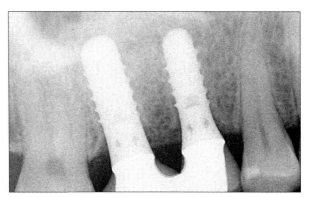

图30　植入种植体5年之后，种植体周围骨高度稳定。2颗种植体长期预后极佳

第二次种植手术5年之后复查，确认2颗种植体均获得了成功的骨结合、嵴顶骨高度稳定（图29和图30）。得益于第一磨牙位点巨大骨缺损的成功骨再生，2颗种植体的长期预后极佳。

讨论

因为在第一磨牙位点存在的巨大骨缺损伴随骨高度不足以及颊侧骨壁缺如，因此本病例需要上颌窦底提升分阶段种植方案，并联合牙槽嵴骨增量。牙槽嵴宽度>6mm，可以应用颗粒状复合骨移植材料进行骨增量程序。不需要块状自体骨移植，也可避免在颏部或下颌磨牙后区开放额外供区。这些额外的供区会导致患者额外的不适和并发症。在第二前磨牙位点，上颌窦底提升与植入足够长度的种植体同期进行。计划采用临时修复体进行早期负荷，改善咀嚼舒适度。但是，主要是受到预算的限制，患者决定放弃临时修复体。

上颌窦内移植和牙槽嵴骨增量，均应用了复合骨移植材料。自体骨和低替代率的骨代用品联合应用具有两项优势。首先，自体骨屑含有的非胶原蛋白，例如骨形成蛋白和其他生长因子，能够促进新骨形成。用锐利的刮骨刀从颊侧骨壁刮取骨屑，不会引发额外的并发症。其次，充分的文献证实，去蛋白牛骨基质颗粒既能保持低替代率，又能够提供极佳的三维度稳定性。

亲水性SLActive表面种植体，具有缩短愈合周期的优点（Buser等，2004；Ferguson等，2006；Weber等，2009）。目前，绝大多数病例常规采用早期负荷。在标准位点，通常需要3～4周的愈合期（Bornstein等，2009b；Bornstein等，2010）；而在骨重建位点、同期引导骨再生或上颌窦底提升位点，则延长至6～8周。但是，至关重要的是医师要客观评估种植体初始和继发稳定性，目前的评估方法是常规应用共振频率分析（RFA）。已经证实ISQ值对医师判断种植体何时负荷很有帮助（Oates等，2007；Valderrama等，2007；Bornstein等，2009）。本病例，ISQ值从开始的56到6周之后明显提高到78，使我们能够提前进入修复阶段，因为做出这一决定需要ISQ值超过70这一阈值。修复医师决定将2颗种植体夹板式相连，但是这一决定绝非必要，只是医师个人偏好而已。

致谢

修复程序

Dr. Markus Salm－Bern，Switzerland

6.7 穿牙槽嵴和侧壁开窗技术的双侧上颌窦底提升：植入各种复合骨移植材料

R. A. Levine

53岁女性患者，不吸烟，双侧上颌后部为失败中冠桥修复体。此外，患者不满意下颌前部修复体的美学效果（图1~图4）。最近，三单位固定局部修复体的远中基牙（上颌右侧第一磨牙）因龋脱落，因而将第二前磨牙远端的桥体截断。患者的全身病史无异常。

确定并与患者讨论了以下牙周风险因素：
• 牙周病家族史。
• 口腔卫生维护的依从性较差。

临床检查

牙周探诊深度在上颌为3mm、下颌达4mm，普遍探诊出血。只有上颌右侧第一前磨牙明显松动（Ⅰ度松动）。下颌双侧尖牙的附着性角化龈不足，唇侧附着丧失7~10mm，附着龈为0（图1）。患者知道下颌前部修复体无法保留，决定先完成上颌修复之后予以解决。患者在一次外伤中失去了下颌4颗切牙，并造成严重的牙槽嵴缺损。

上颌后部牙槽嵴宽度似乎充足，但是上颌窦气化导致骨高度明显不足。安氏 I 类牙合关系，覆盖4mm、覆牙合2mm。患者强烈要求在愈合期行固定修复，拒绝过渡性可摘义齿。

诊断

- 上颌后部骨高度不足。
- 下颌双侧尖牙局部严重的附着丧失、附着性角化龈不足。
- 下颌双侧尖牙局部重度牙周炎。
- 下颌双侧尖牙之间垂直向和水平向牙槽嵴缺损。

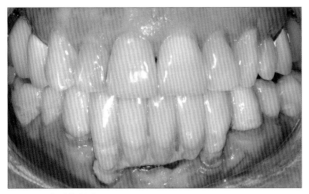

图1　初诊时的状态

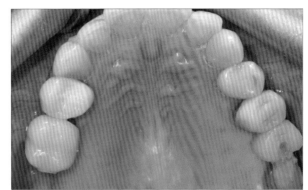

图2　治疗之前的牙合面观

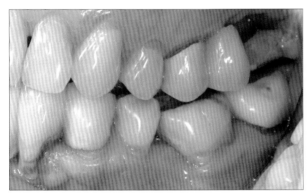

图3　初诊时的上颌左侧观

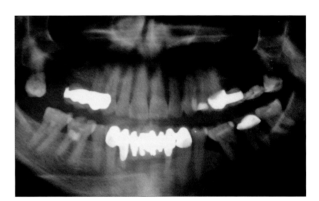

图4　治疗之前的曲面体层放射线片

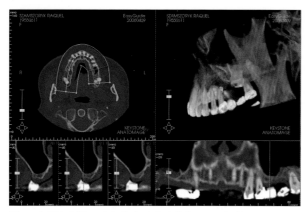

图5　上颌左侧第一磨牙位点治疗之前的CBCT扫描

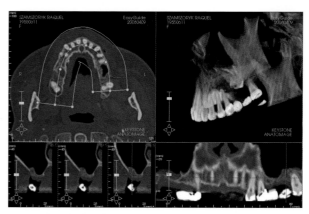

图6　上颌左侧第二磨牙位点治疗之前的CBCT扫描

计划

上颌右侧第一前磨牙无保留价值，上颌左侧第二前磨牙、双侧第三磨牙以及下颌双侧尖牙暂时保留。推荐下述治疗步骤：

1. 一次就诊进行全口牙周刮治，并加强菌斑控制。
2. 上颌CBCT扫描评估上颌窦健康状况和骨量（图5和图6）。
3. 修复计划为上颌右侧尖牙、第二磨牙和左侧第一前磨牙、第三磨牙冠修复，上颌右侧第一、第二前磨牙、第一磨牙（小悬臂）和左侧第二前磨牙、第一磨牙、第二磨牙种植修复。在上𬌗架的研究模型上制作外科导板。
4. 上颌右侧戴入临时固定义齿（从尖牙至第三磨牙位点）。
5. 拔除上颌右侧第一前磨牙，然后在第一前磨牙和第二前磨牙立刻植入种植体（包括穿牙槽嵴上颌窦底提升）。上颌左侧拟行侧壁开窗上颌窦底提升。
6. 上颌左侧，用第二前磨牙和第一磨牙、第二磨牙位点植入种植体的外科导板进行临时修复。上颌右侧，在植入种植体4个月之后开始修复：第二磨牙位点为单冠修复、第一磨牙和第二前磨牙位点为含有一个悬臂（第一磨牙）的固定局部修复体。
7. 再过8～9个月，拔除上颌左侧第二前磨牙，

在第二前磨牙和第一磨牙、第二磨牙位点植入种植体。
8. 再过2～3个月，单冠修复上颌左侧第一前磨牙至第三磨牙（包括夜间护齿器）。
9. 每隔3个月回诊所进行牙周维护。
10. 基于CBCT制订下颌前部的治疗计划。

治疗

上颌左侧的侧壁开窗上颌窦底提升

在开始治疗和局部麻醉之前，在诊室内抽血以收集患者富含生长因子的血浆（PRGF）。提取出3部分：第一部分作为膜；第二部分与骨移植材料混合；第三部分装在注射器中保留为液态富含生长因子的血浆（PRGF）。做沟内切口和跨越第一磨牙位点的嵴顶切口。

在上颌左侧第一前磨牙和第三磨牙颊侧近中做垂直向松弛切口，用钝剥离子翻全厚瓣直到牙槽嵴根方15mm处的前庭沟。然后，将瓣与颊黏膜缝合，扩大术野和改善手术入路，避免瓣的损伤。制作进入上颌窦的骨窗，根方和冠方边界分别距离上颌窦底15mm和2～3mm。使用4号高速金刚砂球钻制备骨窗，深度至隐约可见上颌窦膜。然后，再用有助于避免上颌窦膜撕裂的超声骨刀OT5和OT1工作尖（Mectron Piezosurgery；Mectron，Carasco，Italy）完成骨窗制备。首先用EL1工作尖进一步剥离窦黏骨膜，用专门设计的手用上颌窦膜剥离子完成窦黏骨膜剥离。

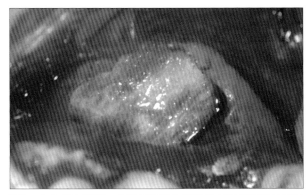

图7 在上颌左侧第二前磨牙至第二磨牙位点进行侧壁骨窗制备，将修剪后的胶原膜覆盖于提升的上颌窦黏膜下方

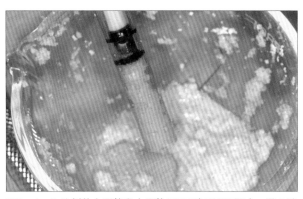

图8 1：1比例的大颗粒和小颗粒DBBM与PRGF混合，装入注射器内便于输送

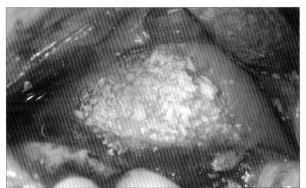

图9 完成上颌窦内的材料移植

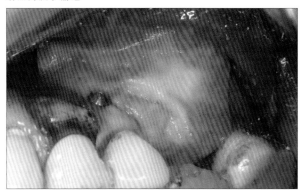

图10 用一个外科膜钉将可吸收性胶原膜固定在所制备的骨窗表面

完成黏骨膜剥离之后，新窦底覆盖一层可吸收性膜（Bio-Mend；Zimmer Dental，Carlsbad，California，USA；图7）。将所收集的PRGF的第二部分，与等量、共计3g的小颗粒和大颗粒DBBM（Bio-Oss；Geistlich Pharma，Wolhusen，Switzerland）相混合。然后，用塑料输送器输送混合骨移植材料至上颌窦，并用压实器械从近中和前部开始压实，直至完全充满所制备的空腔（图8）。可吸收性胶原膜（Bio-Gide；Geistlich Pharma，Wolhusen，Switzerland）覆盖骨窗（图9），在前部用单线缝合固定（图10），膜至少向侧壁骨窗的四周延伸3mm。

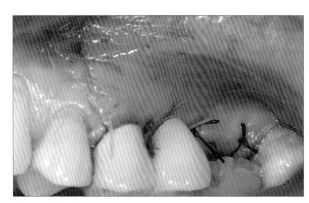

图11 关闭创口

关闭创口之前，将PRGF的第三部分大量置入瓣的下方。瓣复位，用4-0丝线和4-0铬肠线缝合，并用6-0可吸收缝线（Vicryl）缝合松弛切口（图11）。术后用药：10天抗生素治疗（奥格门汀）、二氢可待因与对乙酰氨基酚，6天类固醇，0.12%氯己定含漱2周。1周之后，进行术后复查护理。

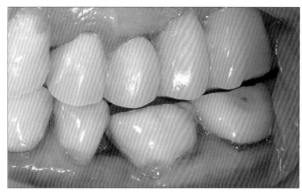

愈合4个月之后，上颌右侧开始最终修复。同时，取下上颌左侧的桥体，制作外科导板，完成第一前磨牙至第三磨牙临时固定修复体的技工室制作（图12～图15）。上颌窦底提升8个月之后复诊，拍摄曲面体层放射线片，计划进行种植手术。

图12　手术8个月之后。戴入技工室制作的右侧第一前磨牙至第三磨牙的临时修复体，计划拔除第二前磨牙，并在第二前磨牙、第一磨牙和第二磨牙位点植入种植体

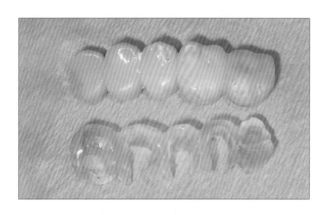

图13　外科导板模拟的临时局部固定义齿。注意：拟种植修复位点的近远中向宽度很小

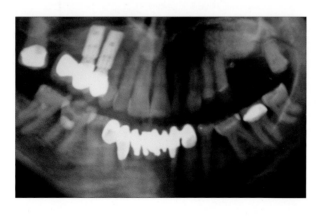

图14　上颌窦底提升8个月之后的种植术前曲面体层放射线片。上颌右侧的修复为带有一个悬臂的粘接固位局部固定修复体（第一前磨牙至第一磨牙位点）和一个单冠（第二磨牙位点）

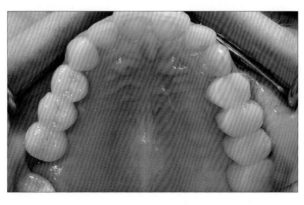

图15　完成上颌右侧修复。在左侧第一前磨牙至第三磨牙位点戴入临时修复体

上颌左侧第二前磨牙至第二磨牙位点植入种植体的外科程序（图16）

局部麻醉下，做偏腭侧牙槽嵴顶切口，沟内切口延伸至尖牙的远中颊侧，水平切口的近中和远中保留龈乳头。在大量水冲洗下，超声骨刀工作尖（EX1、EX2、EX3）围绕第二前磨牙制作环形沟槽，由此以最小的创伤拔除牙齿，同时保存颊侧骨板（图17～图19）。用小外科挖勺和OT4工作尖进行牙槽窝清创。然后用OP4工作尖多次穿入骨髓，但应小心避免损伤颊侧骨板。

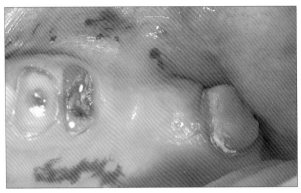

图16　上颌左侧种植手术。第二前磨牙无保留价值

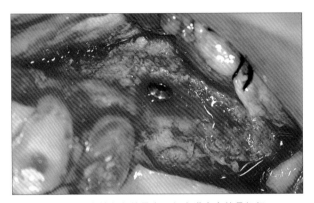

图17　翻瓣可见先前制备的骨窗已经充满密实的骨组织

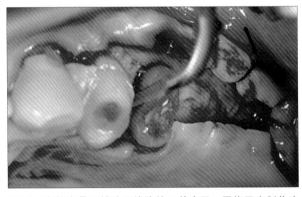

图18　在超声骨刀辅助下拔除第二前磨牙。围绕牙齿制作沟槽，将创伤降至最低

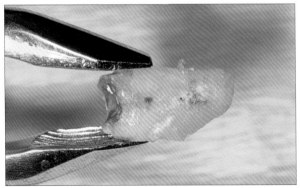

图19　拔除第二前磨牙。注意：牙根短、超声骨刀进入根尖1/3去除牙周韧带

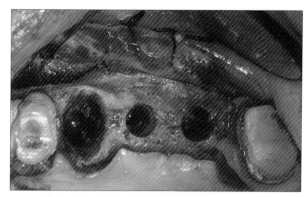

图20 完成上颌左侧第二前磨牙、第一磨牙和第二磨牙的种植窝预备

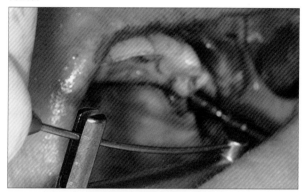

图21 测量并记录每个位点的植入扭矩

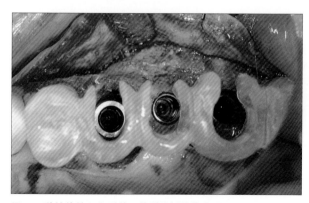

图22 种植体植入之后戴入外科导板的临床观

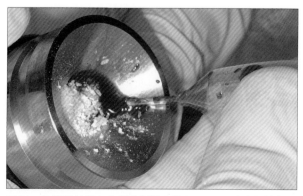

图24 骨移植材料包含等比例混合的Cerasorb（小颗粒）、DFDBA和硫酸钙，并与取自腭侧瓣下方的自体血液相混合

拟种植修复牙的近远中向宽度不足，必须注意种植体间距以便为最终修复体形成理想的穿龈轮廓。骨水平种植体能够提供额外空间，因此术前计划植入骨水平种植体（Straumann骨水平种植体，常规十字锁合，SLActive表面。第二前磨牙位点：直径4.8mm，长度14mm；第一磨牙位点：直径4.1mm，长度12mm；第二磨牙位点：直径4.8mm，长度12mm）。种植窝预备均显示为Ⅱ类骨密度。第二前磨牙和第一磨牙位点植入扭矩为35N·cm，第二磨牙位点植入扭矩为25N·cm（图20～图23）。

第二前磨牙位点种植体唇侧水平向骨缺损的宽度为3mm。安放封闭螺丝之后，完成引导骨再生程序。所使用的材料为等比例混合的Cerasorb（Riemser Arzneimittel，Greifswald，Germany）、同种异体脱钙冻干骨（DFDBA；LifeNet Health，Virginia Beach，Virginia，USA）以及无菌硫酸钙粉，并与患者的血液混合（图24）。将混合骨材料充分填入种植体的颊侧和腭侧（图25）。

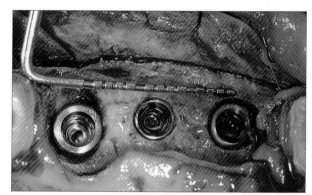

图23 种植体之间理想的生物学距离

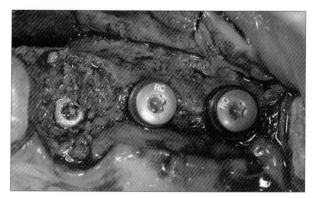

图25 在第一磨牙和第二磨牙位点种植体安放2个宝瓶状愈合帽。在第二前磨牙位点种植体安放封闭螺丝，用骨移植材料充填种植体颊侧和腭侧的水平向骨缺损

覆盖用生理盐水湿润的可吸收性胶原膜（Bio-Gide；Geistlich Pharma，Wolhusen，Switzerland）（图26）。自第一前磨牙和第二前磨牙位点腭侧瓣的组织面切取结缔组织移植瓣（图27）。为了无干扰愈合、防止膜过早分解，以及通过增加颊侧轮廓扩增改善美学效果，将结缔组织瓣移植到胶原膜的表面并插入到颊侧及腭侧瓣的下方。

原切口位于牙槽嵴腭侧，因此瓣关闭前需要削减颊侧角化龈，但将其保留并向近中转移，在手术结束后可以即刻呈现邻间龈乳头。缝合之前，将瓣长度大约缩小一半，以利于和腭侧瓣对位（图27和图28）。在第一前磨牙和第二前磨牙位点种植体安放4mm高的宝瓶状愈合帽。除了给予阿莫西林，其他术后用药和第一次手术相同。

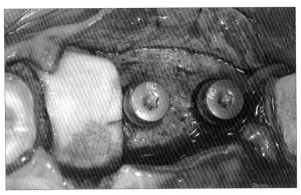

图26 修剪浸湿的可吸收性胶原膜，用于引导骨再生（完全覆盖第二前磨牙位点）

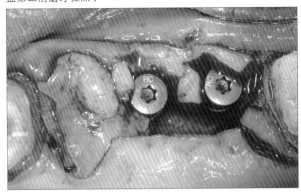

图27 从腭侧瓣的组织面切取结缔组织移植瓣，移植到胶原膜的表面并插入到颊侧及腭侧瓣的下方。弧形的颊侧瓣形成邻间龈乳头

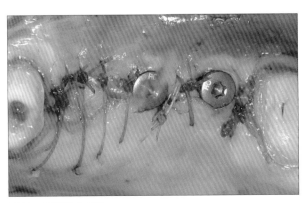

图28 最终缝合创口

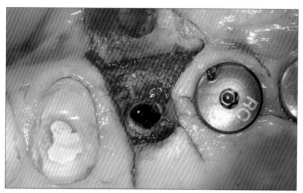

图29　植入种植体11周之后，二期手术暴露第二前磨牙位点种植体。采用保留龈乳头的切口。此次治疗中，35N·cm的反向扭矩测试获得成功

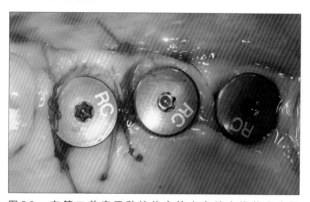

图30　在第二前磨牙种植体安放十字锁合锥状愈合帽（6mm×6 mm）之后，缝合软组织。计划在3～4周之后制取印模

11周的愈合期之后，进行二期手术暴露第二前磨牙位点的种植体。本次复诊，用锥状愈合帽（6mm×6mm）替代宝瓶状愈合帽，"排挤"软组织，为最终修复体形成"过渡带"。在近中和远中为保留龈乳头的切口，偏腭侧牙槽嵴顶切口以保留唇侧角化龈。在安放愈合帽之前，先戴入消毒的常规十字锁合种植体的携带体，用Straumann扭矩扳手以反向35N·cm的扭矩检查每颗种植体的骨结合（图29和图30）。用4-0可吸收性铬肠线缝合第二前磨牙位点的种植体周围软组织。放射线片评估证实最终的骨愈合。应该等待3～4周制取最终印模，以获得充分的软组织愈合。

修复阶段

二期手术4周之后，患者返回其修复医师处，采用非开窗印模技术制取最终印模。然后，在第二前磨牙和第一磨牙位点选择技工室用可研磨个性化基台毛坯，在第二磨牙扫描蜡型、应用CAD/CAM技术制作个性化基台（图31～图33）。该病例选择单冠修复、永久粘接剂粘接固位（图34～图39）。

治疗效果

图40显示了美学治疗效果。在下颌前部，钛网和骨移植已经进行了为期4个月的水平向和侧方牙槽嵴骨增量。GBR期间，下颌右侧第一前磨牙至左侧第一前磨牙戴用固定临时修复体（图41）。最终修复体包括：下颌双侧第一前磨牙为单冠，右侧尖牙至左侧尖牙为2颗12mm长的骨水平细种植体支

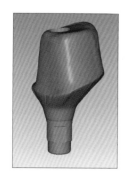

图31　第二磨牙位点个性化可研磨基台的扫描之后的技工室蜡型（Etkon；Straumann，Basel，Switzerland）

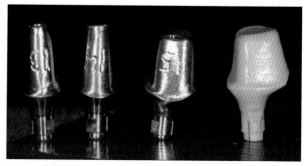

图32　修复基台：第二前磨牙和第一磨牙位点为个性化十字锁合基台毛坯，第二磨牙位点为基于蜡型（右侧）研磨制作的个性化基台（Etkon；Straumann，Basel，Switzerland）

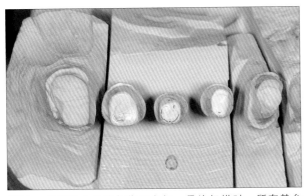

图33　最终基台的修复位置良好。最终扫描时，所有基台都使用了不反光的扫描糊剂（Etkon；Straumann，Basel，Switzerland）

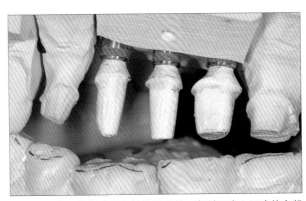

图34　制作以修复为导向的外科导板，有利于确立正确的穿龈轮廓和种植体深度

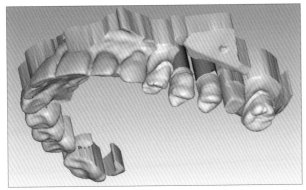

图35　第一前磨牙、第二前磨牙、第一磨牙和第三磨牙位点的最终设计为氧化锆冠，在技工室饰瓷。根据以上所阐述的设计，第二磨牙位点为个性化研磨的修复体

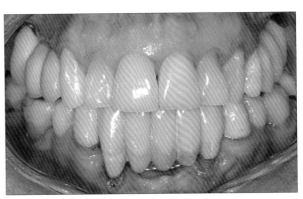

图36　上颌后部的最终修复体

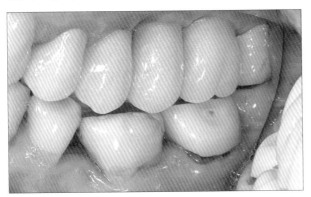

图37　第一前磨牙、第二前磨牙、第一磨牙、第二磨牙和第三磨牙位点单冠修复的最终临床效果

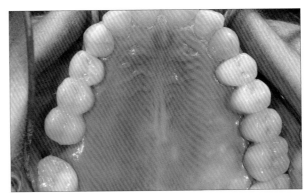

图38　最终效果的𬌗面观

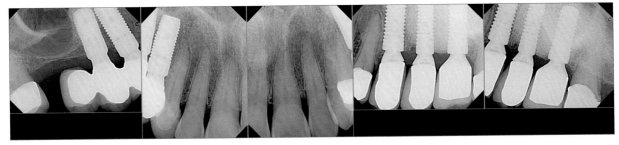

图39　3个月之后所拍摄的最终放射线片

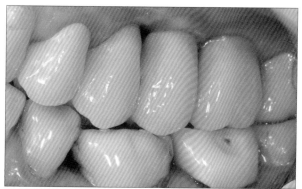

图40 12个月之后的最终修复体

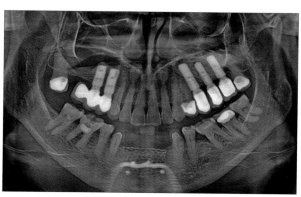

图41 12个月之后的放射线片

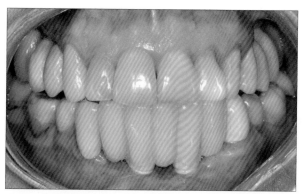

图42 应用钛网完成下颌前部骨增量1年之后。用2颗12mm长的骨水平细种植体支持五单位固定桥，其中应用了CAD/CAM技术和个性化氧化锆基台。双侧第一前磨牙为单冠修复。请与图1进行比较

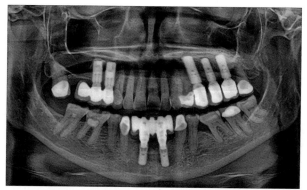

图43 完成下颌前部牙槽嵴重建12个月之后、上颌左侧重建19个月之后的最终放射线片

持的固定局部修复体（图42和图43）。因为牙弓大小存在差异，固定局部修复体只修复了5颗牙齿。

维护阶段

上颌修复完成之后，与患者的修复医师共同制订出3个月的维护计划。患者对预防性维护的依从性已经很好。

结论

对于高度复杂的外科—修复病例，"小组"式的治疗方法有助于实现基于以修复为导向的正确的序列性治疗，有利于将种植体植入正确的三维位置以获得所期望的美学效果。使用"新技术"，例如SLActive表面的骨水平种植体、超声骨切割、富含生长因子的血浆（PRGF）和CAD/CAM辅助修复等，为改善功能和美学效果以及降低术后不适提供保证。

致谢

修复程序

Dr. Zola Makrauer – Private practice in advanced restorative dentistry，Huntingdon Valley，Pennsylvania，USA；Fellow of the International Team for Implantology（ITI）

技工室程序

Robert Burns，MDT – Benchmark Dental Studio，Southampton，Pennsylvania，USA

6.8 上颌窦底提升分阶段种植：植入复合骨移植材料

P. Casentini

58岁男性患者，缺失上颌左侧第一前磨牙远端的所有牙齿和下颌左侧第二前磨牙远端的所有牙齿，转诊治疗。

患者叙述了病史，之前的拔牙原因为继发龋以及根管治疗并发症。牙科治疗史未见牙周病和磨牙症的征象。患者主述咀嚼能力差，并且对微笑时的美学效果不满意。他期望缺牙区的修复稳定而舒适。

患者无任何系统性疾病、未服用任何药物，不吸烟。口外检查，微笑时可见左侧远中的缺牙区。口腔内检查，可见部分牙列缺失的区域位于第一前磨牙远中的上颌后部，下颌左侧磨牙也缺失。缺牙区颌位关系与颌间距离均正常（图1）。此外，缺牙区牙槽嵴的形态尚可、轮廓圆钝。

下颌左侧第二前磨牙为金属烤瓷冠修复，美学效果和密合度欠佳。上颌与下颌剩余牙列可见某种程度的前庭侧牙龈退缩，但牙周组织健康。探诊深度无改变，未见炎症和其他病症。右侧关系正常，牙列至第二磨牙。

口腔卫生维护良好，只是建议稍加改进刷牙方法，以阻止颊侧牙龈的进一步退缩。口腔黏膜无病变。患者的美学期望值切合实际。

初步的根尖放射线片检查显示下颌左侧远端骨高度充足，上颌窦气化、上颌左侧远端骨量不足（图2）。

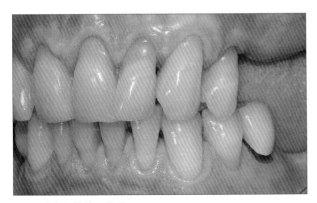

图1　治疗之前的口内观

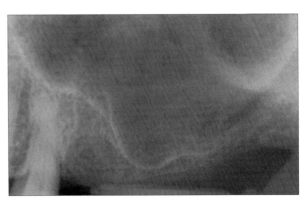

图2　治疗之前的初步放射线片。上颌后部剩余骨量不足以植入种植体

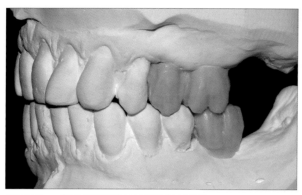
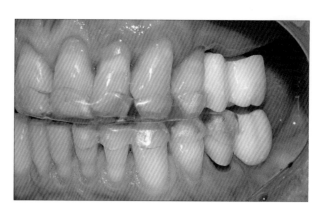

图3和图4　根据蜡型制作的诊断性阻射模板

治疗计划

根据患者要求，计划用种植体支持的固定修复体修复上颌和下颌的缺失牙。预计将修复体延伸至第一磨牙，这将提供充分的美学效果和咬合功能。

在研究模型上制作修复体蜡型，同时制作带有阻射义齿（硫酸钡）的模板（图3和图4）。

进行计算机断层（CT）扫描确认骨量和上颌窦的状况。扫描过程中，让患者戴入诊断模板。CT扫描证实骨量不足以植入种植体，但上颌窦健康，认为剩余骨组织不足以获得种植体初始稳定性（图5a，b和图6a～c）。

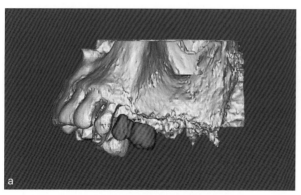
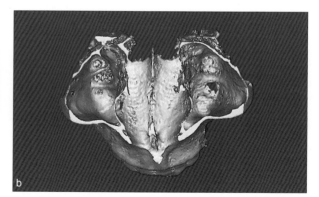

图5a，b　从CT扫描获得上颌窦具有应用价值的详细信息

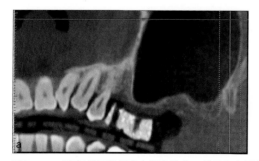
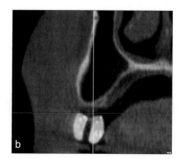
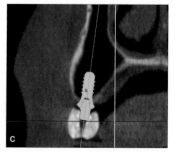

图6a～c　CT扫描不但证实上颌窦健康，并且为应用专业的计算机软件模拟上颌窦底提升之后、虚拟植入种植体提供基础

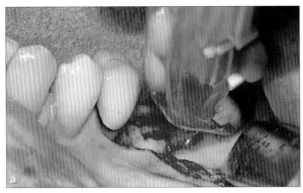
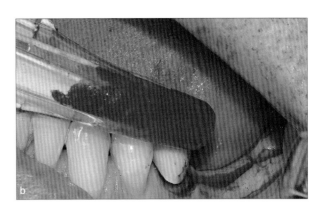

图7a，b　用刮骨刀从下颌种植位点的远端刮取自体骨屑

基于临床和放射线片检查，向患者提出以下治疗计划：

- 下颌左侧第一磨牙位点植入1颗种植体。
- 上颌左侧后部进行上颌窦底提升，第二前磨牙和第一磨牙位点延期植入2颗种植体。
- 上颌左侧后部的修复为两单位修复体，下颌左侧第一磨牙位点的修复为种植体支持式单颗修复体、第二前磨牙为单冠修复。

患者接受该治疗计划，并签署知情同意书。

外科的第一阶段

进行局部麻醉手术。因预计下颌的种植手术不会有并发症，所以同期进行上颌窦底提升。由此，可以从下颌种植位点的远端用刮骨刀刮取自体骨屑（图7a，b）。植入1颗种植体（Straumann种植体，SLActive表面，宽颈6.5mm，直径4.8mm，长度10mm）（图8a，b），完成下颌种植手术。

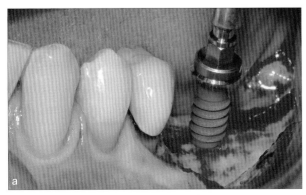
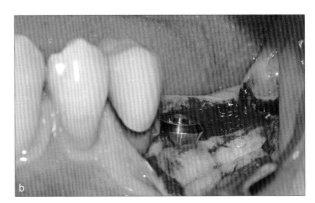

图8a，b　在下颌后部植入1颗宽颈种植体

做牙槽嵴嵴顶切口和两个垂直向松弛切口。为了暴露上颌窦侧壁，切口延伸到上颌结节区。因为相邻前磨牙的牙周状况良好，选择不涉及龈沟的龈缘外侧切口。在制备进入上颌窦的入路之前，再次使用同一把刮骨刀从上颌骨侧壁切取更多的自体骨屑（图9）。将金刚砂球钻（直径3mm）安装在直角手机上，以20000r/min转速制备侧壁骨窗的轮廓（图10）。

然后用手用器械轻柔的剥离上颌窦膜，直至近中骨壁。同时，向近中扩大侧壁骨窗，以利于更好地掌控该区域的黏骨膜剥离（图11）。确认黏骨膜无穿孔，在呼吸过程中可见黏骨膜持续性地正常扇动。

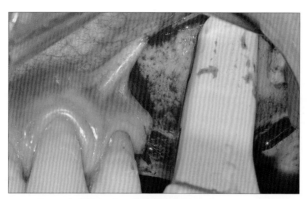

图9　用同一把刮骨刀从上颌窦侧壁刮取自体骨屑

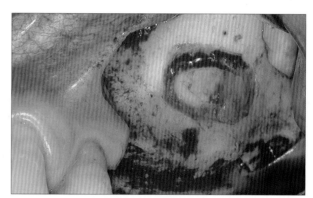

图10　在上颌窦骨壁上制作的侧壁骨窗

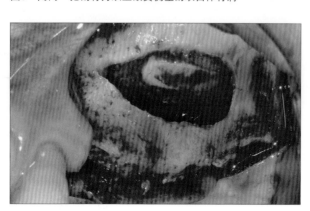

图11　将骨窗的前端向近中扩大之后剥离黏骨膜

制备含有自体骨屑和DBBM（Bio-Oss；Geistlich Pharma，Wolhusen，Switzerland）的复合骨移植材料，然后植入到窦内（图12a，b和图13a）。自体骨屑被认为是复合骨移植材料的重要成分，因为希望能够在广泛气化的上颌窦内加速骨再生和DBBM颗粒的骨结合。

植入移植材料之后，用胶原膜（Bio-Gide；Geistlich Pharma，Wolhusen，Switzerland）（图13b）封闭侧壁骨窗。然后，用5-0尼龙线间断缝合，黏膜瓣无张力下关闭创口（图14）。

根尖放射线片确认上颌窦底充分提升，骨移植材料阻射性均匀一致（图15）。嘱患者术后服用抗生素6天、非甾体消炎药和氯己定漱口10天。同时建议患者术后的前几周避免擤鼻。

手术10天之后拆线，患者叙述除中度肿胀之外无其他明显的并发症。

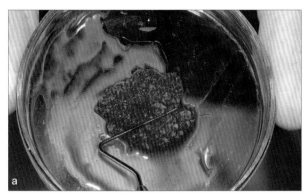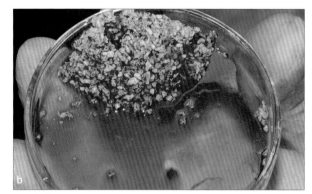

图12a，b　制备含有自体骨和DBBM（去蛋白牛骨基质）的复合骨移植材料

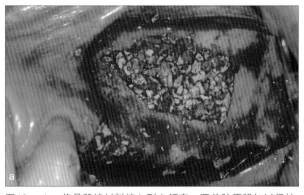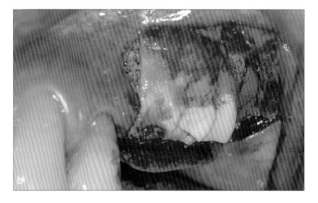

图13a，b　将骨移植材料植入到上颌窦，覆盖胶原膜加以保护

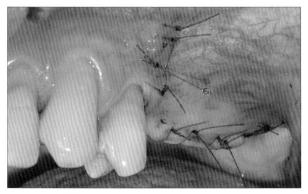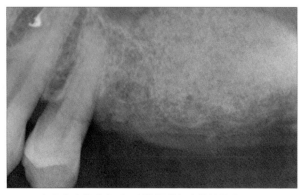

图14　无张力缝合

图15　上颌窦底提升术后即刻拍摄的根尖放射线片

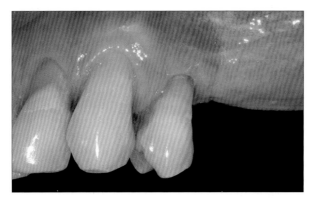

图16　无干扰愈合6个月之后的临床效果

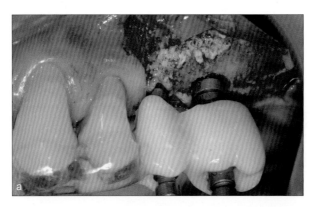

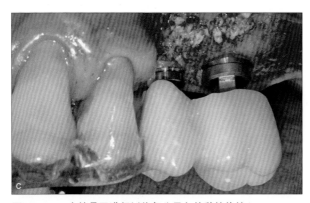

图17a～c　在植骨区进行以修复为导向的种植体植入

外科的第二阶段

无干扰愈合6个月之后，按照预定计划植入上颌种植体（图16）。选择同样的手术入路，只是翻瓣范围小于第一次手术。应用基于诊断蜡型制作，并用于诊断的同一个阻射模板，按照以修复为导向的方法进行种植窝预备。选择1颗标准种植体（Straumann种植体，常规颈4.8mm，直径4.1mm，长度10mm）和1颗宽颈种植体（Straumann种植体，SLActive表面，宽颈6.5mm，直径4.8mm，长度10mm），以获得前磨牙和磨牙修复体的正确穿龈轮廓（图17a～c）。

因为需要加快骨结合、最大限度地降低失败的风险，选择了SLActive表面（高骨引导性和快速骨结合）种植体，这对需要涉及多个治疗步骤、旷日持久的重建过程特别重要。2颗种植体均获得了良好的初始稳定性。

用尼龙线（6-0）缝合，并使软组织与种植体光滑颈部精确吻合，实现穿黏膜愈合（图18）。

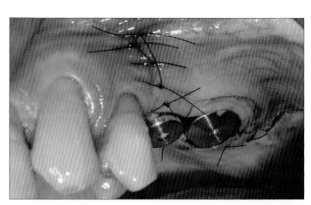

图18　完成穿黏膜愈合的种植体植入，用6-0尼龙线使软组织和种植体颈部吻合

修复程序

8周之后的临床表现显示软组织愈合、种植体骨结合（图19）。此时开始最终修复：安放"咔嗒固位"的八角塑料印模帽，制取闭合式聚醚印模（图20a，b）。本次就诊检查了患者的𬌗关系，制取与对颌牙弓的咬合记录。衬于自凝树脂的咬合记录，用于记录种植位点的对颌牙弓（图21a，b）。

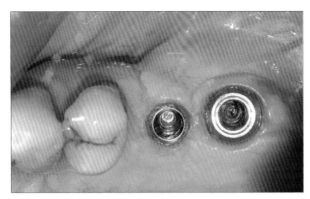

图19　8周之后的临床观，显示种植体周围软组织愈合

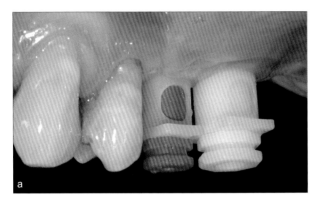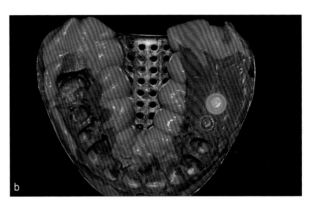

图20a，b　用"咔嗒固位"的八角塑料印模帽和闭合式托盘的聚醚材料制取印模

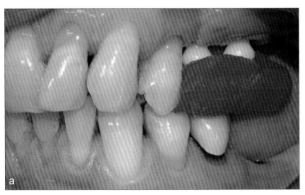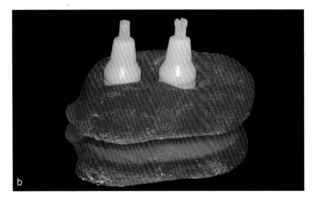

图21a，b　牙弓间的咬合记录

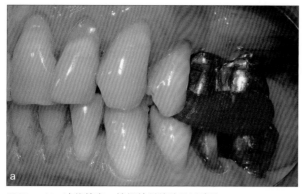
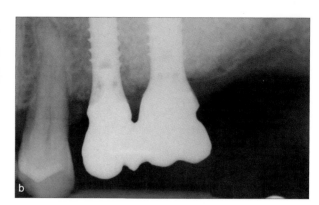

图22a，b 试戴基底，拍摄放射线片予以确认

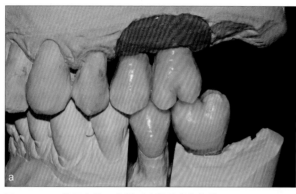
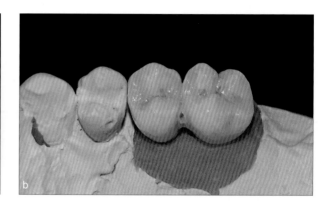

图23a，b 戴牙之前，在模型上的最终修复体

　　牙科技工室选择合适的种植体基台（粘接固位的八角直基台），并制作最终修复体的金属基底。口内试戴，通过临床和放射线检查确认精确性和被动就位，用少量自凝树脂再次制取咬合记录（图22a，b）。

　　然后，将其返回技术室进行最终金瓷修复体的饰瓷（图23a，b）。

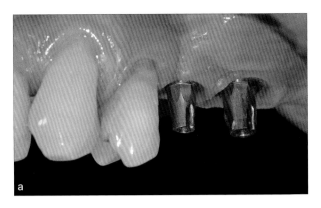

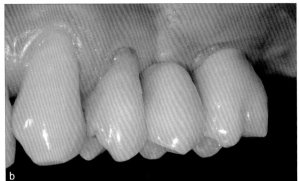

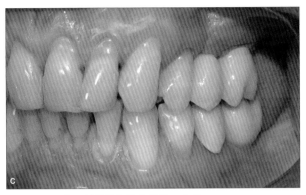

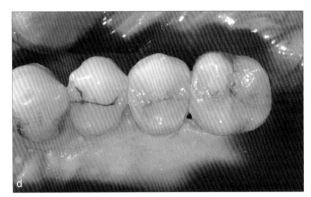

图24a~d　戴入最终修复体之后的口内观

戴入最终修复体时，再次检查其精确性与咬合关系，将钛基台拧紧至35N·cm，用不含丁香油的丙烯酸氨基钾酸酯聚合粘接剂（Implacem；Dentalica，Milan，Italy）粘接固位种植修复体（图24a~d）。在天然基牙（下颌左侧第二前磨牙），用玻璃离子最终粘接剂粘接固位单冠。最后，拍摄根尖放射线片确认最终修复体的正确就位（图25）。

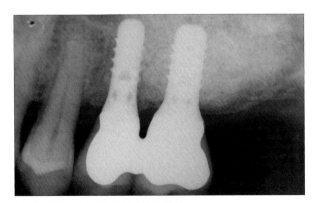

图25　最后，拍摄放射线片确认就位

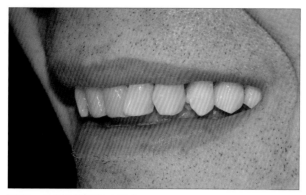

图26 患者微笑时的口外观

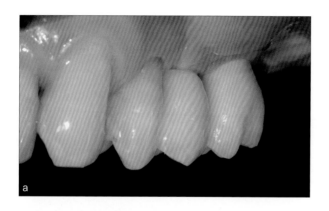

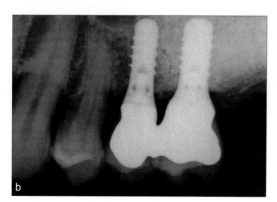

图27a，b 2年之后的临床和放射线复查

患者微笑时未见任何黑三角，非常满意（图26）。

计划每6个月复诊和专业维护，1年后进行放射线复查。

2年之后，在种植体周围未见软组织炎症和骨吸收征象（图27a，b）。患者非常满意种植修复体的美学和功能效果。

致谢

技工室程序

Carlo Pedrinazzi，Roberto Colli－Milan，Italy

6.9 上颌窦底提升分阶段种植：联合块状自体骨与双相磷酸钙的水平向牙槽嵴骨增量

L. Cordaro

在上颌后部，目前已经明确会发生各种类型的牙槽骨吸收。牙齿缺失后，可以发生颊腭向骨吸收，导致牙槽嵴向腭侧吸收、变窄；也可以发生根向的垂直向骨吸收，降低牙槽嵴垂直向高度、增加颌间距离。骨吸收的另一个常见的类型是上颌窦体积增大所引起的，因上颌窦底向下方移位导致剩余骨量殆向降低。多数病例的特点是联合骨缺损，导致骨萎缩形态的多样性。

多数情况下，对牙槽嵴骨增量的需求要显著高于内置法植骨的上颌窦底提升。而水平向和垂直向剩余牙槽嵴骨增量可以从口内切取块状自体骨进行外置法骨移植，与上颌窦底提升在同一次外科程序中完成。笔者将该外科程序称之为上颌后部的"内置－外置法"骨移植。

本方法需要在种植体植入的4~6个月之前进行骨重建。重建手术时，在上颌后部设计1个嵴顶切口和2个垂直向松弛切口形成一个宽黏骨膜瓣。

与常规上颌窦底提升相同的术式提升上颌窦膜，采用骨窗内翻技术或将骨窗从上颌窦侧壁去除。上颌窦膜提升前不取骨，医师要确认水平向或垂直向外置法植骨的必要性。

通常选择下颌升支作为供区，但预计上颌窦底提升需要内置法大量植骨时可以选择下颌正中联合区。本病例，使用螺钉将骨块固定在受区，同时将部分骨块磨碎为骨颗粒充填于上颌窦膜提升之后的下方空间。

根据临床情况，可以添加骨代用品，并覆盖可吸收性膜。在某些情况下，医师会选择骨代用品和磨碎的自体骨混合进行上颌窦内移植。

松弛黏骨膜瓣后缝合。如果用颗粒状自体骨内置法移植，可以在4个月之后植入种植体；如果在自体骨内添加骨代用品，则在6个月之后植入种植体。通常在植入种植体8周之后进行负荷。

以下图示一个临床病例的外科程序。41岁男性患者，转诊治疗上颌右侧部分牙缺失。患者不吸烟。右侧尖牙和第二磨牙存在，第一前磨牙、第二前磨牙和第一磨牙缺失。尖牙完整，第二磨牙为银汞充填。口腔卫生状况不佳。拍摄曲面体层放射线片，清晰可见前磨牙和磨牙位点的垂直向骨高度不足（图1），需要上颌窦底提升和自体骨移植才能植入种植体。临床检查提示第一前磨牙和第二前磨牙位点存在水平向骨缺损。

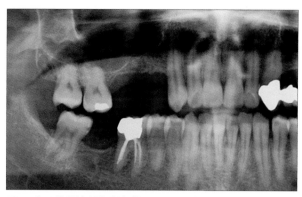

初诊时，验面观和侧面观（图2和图3）证实存在水平向骨缺损。告知患者需要进行上颌窦底提升。同时也告知患者，在本次手术程序中可能需要从下颌骨切取块状自体骨进行外置法骨移植。

图1　曲面体层放射线片清晰显示上颌窦气化。在剩余第二磨牙近中，可见冠根向的垂直性牙槽嵴吸收。曲面体层放射线片不能提供剩余牙槽嵴水平向维度的任何信息

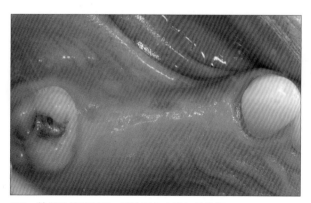

图2　缺牙区的验面观。预计存在水平向骨缺损

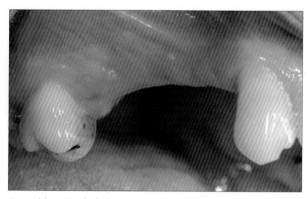

图3　侧面观证实存在水平向骨缺损，并显示轻度垂直向骨缺损。软组织状况（质和量）理想，预计有利于进行拟定的外科程序

在门诊，局部麻醉下手术。因为患者非常配合，不打算进行持续镇静。手术程序的开始是翻一个宽黏骨膜瓣。嵴顶切口延伸到邻牙龈沟。在近中和远中做垂直向松弛切口，近中切口紧邻尖牙远中，尽量减少瘢痕的暴露程度。暴露上颌骨侧壁，用球钻制作骨窗（图4）。骨窗形成之后，即刻去除骨窗骨壁，得以见到完整的上颌窦膜（图5）。

仔细提升上颌窦膜。此时，确认有必要进行三维重建，包括水平向牙槽嵴骨增量和上颌窦底提升。按照标准程序从下颌右侧升支取骨（图6）。

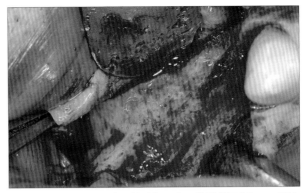

图4 做近中、远中垂直向松弛切口和牙槽嵴顶正中切口，翻全厚瓣暴露缺牙区。剩余牙槽嵴宽度为2～3mm

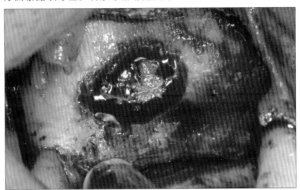

图5 去除骨窗之后，即可暴露上颌窦膜。完整的上颌窦膜清晰可见

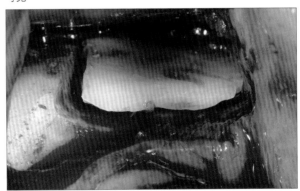

图6 从下颌升支切取骨块。距离膜龈联合3～4mm处做黏膜切口暴露下颌。切割出皮质骨块的轮廓，并向外侧折断

将部分骨块磨碎后植入上颌窦膜下方（图7）。将剩余骨块分为两块并固定于受区，实现水平向骨增量（图8）。每个骨块只用1颗直径为1.5mm的拉力螺钉固定。

在骨块周围添加双相磷酸钙骨代用品（Straumann Bone Ceramic；Straumann，Basel，Switzerland）（图9），覆盖双层胶原膜（Bio-Gide；Geistlich Pharma，Wolhusen，Switzerland）（图10）。辅以水平向骨膜松弛切口、瓣复位，间断缝合关闭创口（图11）。

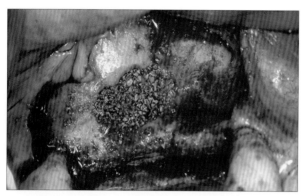

图7　将部分骨块磨碎，与骨代用品1∶1混合之后植入上颌窦（内置法骨移植）

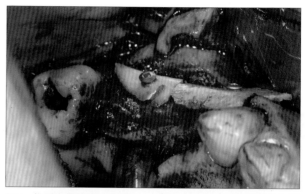

图8　将剩余骨块分为成两块，移植之后获得水平向和垂直向骨增量（外置法骨移植）。用直径为1.5mm的钛钉将骨块固定于剩余牙槽嵴表面

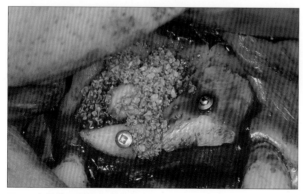

图9　在骨块周围添加骨代用品

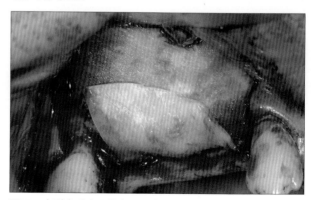

图10　在联合重建区的表面覆盖双层胶原膜

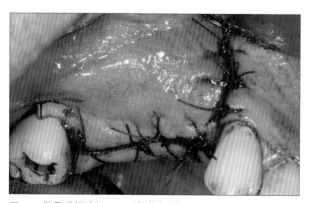

图11　做骨膜松弛切口之后复位颊侧瓣，间断缝合

无干扰愈合4个月之后，准备进行第二次手术，包括取出拉力螺钉和植入种植体（图12）。拍摄曲面体层片，评估骨移植程序的效果（图13）：可见垂直向的内置法骨移植材料，块状骨的固定螺钉仍然位于原处。临床检查显示第一次手术所获得的重建骨量（图14）。

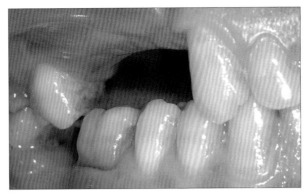

图12 重建手术4个月之后、种植手术（第二次手术）之前的临床效果

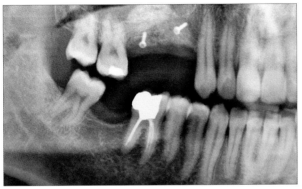

图13 第二次手术治疗之前所拍摄的放射线片。上颌窦底提升效果明显，牙槽嵴冠方的垂直向骨重建也清晰可见

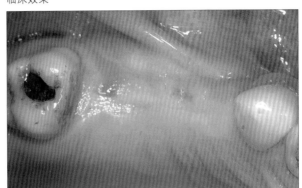

图14 𬌗面观证实牙槽嵴宽度良好

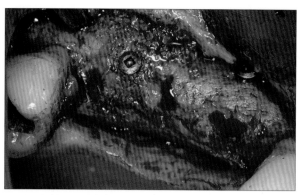

图15 翻瓣，暴露螺钉和重建的牙槽嵴。骨宽度足以植入1颗标准种植体和1颗宽颈种植体

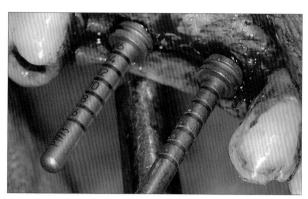

图16 取出螺钉，预备种植位点。用直径为2.2mm的先锋钻导向杆证实牙槽嵴宽度充足

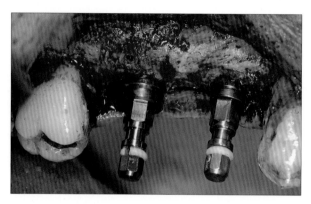

图17 第一磨牙位点植入宽直径种植体（Straumann种植体，宽颈6.5mm，直径4.8mm，长度10mm），第一前磨牙位点植入标准种植体（Straumann种植体，常规颈4.8mm，直径4.1mm，长度14mm）

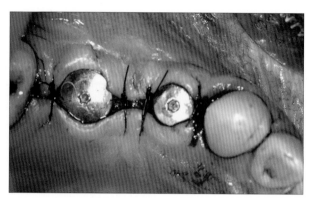

图18 本病例选择非潜入式愈合方案

第二次手术（图15～图18）翻小瓣（垂直向松弛切口只是位于远端的小切口），暴露重建的牙槽嵴顶。上阶段的水平向扩增的骨量清晰可见，拉力螺钉和骨表面之间的位置关系证明骨移植材料的吸收极其轻微。在第一磨牙位点植入1颗宽直径种植体（Straumann种植体，宽颈6.5mm，直径4.8mm，长度10mm），在第一前磨牙位点植入1颗标准种植体（Straumann种植体，常规颈4.8mm，直径4.1mm，长度14mm）。

取出拉力螺钉之后，螺丝孔以及骨移植材料与受区骨的完美整合清晰可见。采用穿黏膜愈合技术，使得黏膜和种植体愈合帽贴合并缝合。

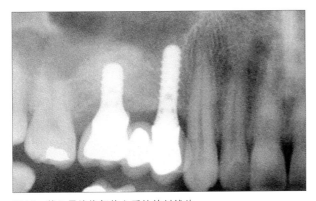

图19 戴入最终修复体之后的放射线片

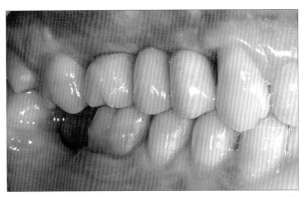

图20 最终修复体。2颗种植体支持的三单位固定局部修复体，获得了周围硬组织和软组织的完美支持。可见牙冠的垂直向高度正常

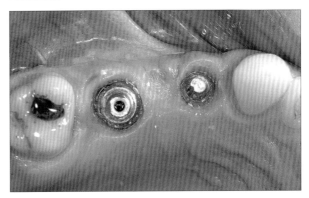

图21 基台就位之后的殆面观，证实水平向支持组织良好

　　戴入三单位固定局部修复体8周之后。基台殆面观与放射线片均证实获得了成功的三维重建（图19～图21）。

致谢

重建程序

Dr. Vincenzo Mirisola－Torresanto，Italy

技工室程序

Massimo Corona，CDT－Eastman Dental Center，Rome，Italy

Aristide Ficuciello，CDT－Eastman Dental Center，Rome，Italy

6.10 颗粒状自体骨移植的上颌窦底提升：联合外置法块状自体骨移植的垂直向牙槽嵴骨增量，分阶段种植

W. D. Polido, E. Marini

44岁男性患者，就诊的主要原因是上颌总义齿不稳定，并征询对上次外科重建的意见。拔除上颌整个牙列的牙齿之后，患者从20岁起戴用总义齿。大约在1年之前，由于对种植治疗抱有期望而在另外一家诊所接受了髂骨移植。遗憾的是，因为没有充分考虑到如此复杂的外科程序所涉及的诸多技术问题，这次治疗以失败告终。

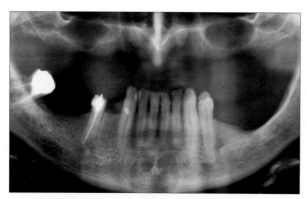

图1 第一次骨移植（失败）之前的曲面体层放射线片

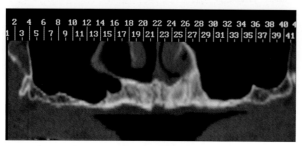

图2 第一次骨移植（失败）之前的CT扫描

W. D. Polido, E. Marini

虽然如此经历，患者仍决定戴用上颌固定修复体，因而寻求进一步治疗。患者健康，不吸烟。在上次手术之前就拍摄了曲面体层放射线片和CT扫描。初诊时拍摄的曲面体层放射线显示双侧上颌窦完全气化、上颌后部牙槽嵴萎缩（图1）。上次手术（失败）之前CT扫描旨在进一步确认双侧上颌窦底提升和前部外置法骨移植的术前状况（图2～图5）。未得到当时的临床检查照片。

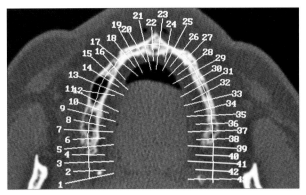

图3　第一次骨移植（失败）之前的CT扫描（轴向断层）

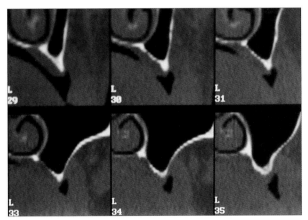

图4　第一次骨移植（失败）之前的CT扫描（上颌左侧后部）显示重度骨萎缩

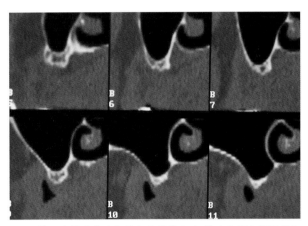

图5　第一次骨移植（失败）之前的CT扫描（上颌右侧后部）显示重度骨萎缩

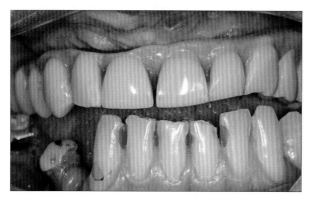

图6 上颌义齿戴用时的正面观

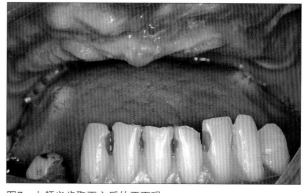

图7 上颌义齿取下之后的正面观

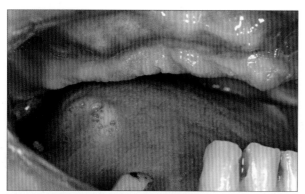

图8 右侧侧面观。上次骨移植治疗已经失败

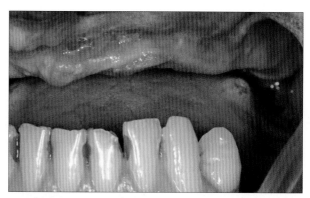

图9 左侧侧面观。上次骨移植治疗已经失败。呈现Chiapasco 分类为H类的三维颌位关系

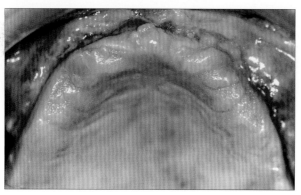

图10 初诊时的𬌗面观。注意：骨移植失败之后的剩余骨量

进行临床检查，显示上颌总义齿被软组织调节剂重衬，但义齿并不合适、咬合时稳定性较差。下颌剩余牙列（右侧第二前磨牙至第三磨牙，尖牙和第一前磨牙）带有修复体（图6）。

摘下义齿之后，可见上次手术时不正确的骨移植位置所导致的牙槽嵴顶形态异常。拍摄𬌗面和正面像，显示大量的骨移植位于颊侧前庭偏根方的位置。可见龈颊沟有一条瘢痕，可能来源于进行牙槽嵴根方翻瓣时所做的根方切口，估计由此限制了术野，并导致骨移植的整合不良（图7~图10）。

由于下颌后部也有牙缺失，导致颌间距离很大。病例分类为Chiapasco分类H类（Chiapasco等，2008）。

拍摄新的曲面体层放射线片和CT扫描，此时可见新问题（在上次骨移植大约12个月之后）。曲面体层放射线片显示固定螺丝的位置不能坚固固定移植的骨块。上颌窦内的自体骨充填不理想，骨密度低（图11）。

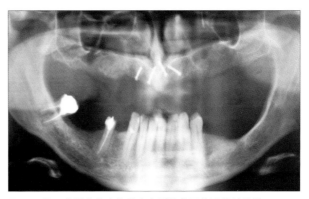

图11　第一次骨移植（失败）之后的曲面体层放射线片

上颌后部的CT扫描发现上颌窦腔内的骨分布不规则（图12～图14）。一种可能的解释是上颌窦膜提升不充分，仍然和侧壁粘连。骨形成不规则的另一个常见因素是植骨量不足，并且未向前壁和腭侧壁压实，导致后期难以在骨移植位点植入种植体。

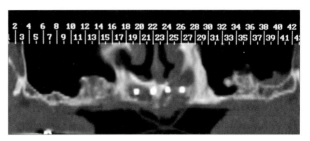

图12　第一次骨移植（失败）之后的CT扫描

上颌前部，在移植的骨块和上颌前壁之间出现软组织间隔，骨块几乎未发生骨结合（图15）。

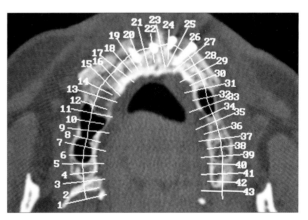

图13　第一次骨移植（失败）之后的CT扫描（轴向断层）。注意：上颌后部的水平向骨缺损

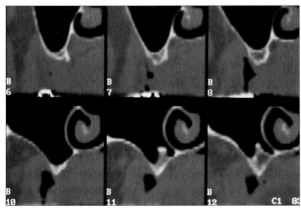

图14　上颌右侧后部的CT扫描。注意：上颌窦内骨移植的整合不良，可能原因是上颌窦膜提升不全或骨移植未完全压实

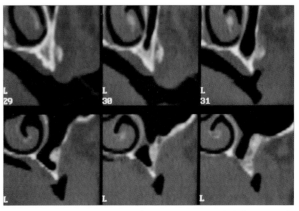

图15　上颌左侧后部的CT扫描。上颌窦内骨移植的位置不正确

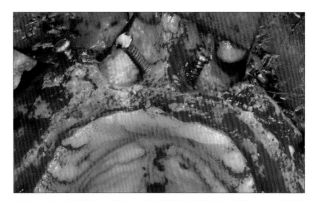

图16　术中殆面观。注意：固定螺丝显著突出骨面。切口线偏牙槽嵴顶腭侧

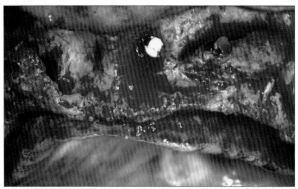

图17　术中正面观。注意：左侧骨块之间缺乏接触、右侧大部分骨错位

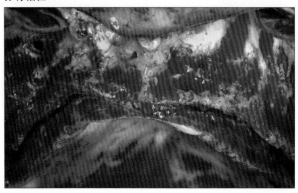

图18　取出螺钉、骨块松脱之后的正面观。注意：左侧上颌窦骨窗穿孔

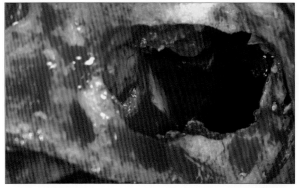

图19　制作左侧上颌窦骨窗。注意：在提升的上颌窦膜的远中和上方已经穿孔

建议再次手术治疗，目的是重建萎缩的上颌骨，并侧重上颌窦内骨移植。考虑到这些区域曾经接受过手术治疗，已经估计到手术的难度。可能会发生上颌窦膜破裂，计划覆盖可吸收性膜，移植从髂嵴切取的自体皮质松质骨（块状和颗粒状）。

全身麻醉下，从髂前嵴取块状皮质松质骨，并刮取松质骨屑。

术中，做从一侧上颌结节延长到对侧上颌结节的偏腭侧牙槽嵴顶切口和中线松弛切口，暴露上颌骨。这种瓣设计可以更好地保存血供（基于Kleinheinz等人的解剖学研究，2005），并获得牙槽嵴顶从前至后的良好视野。从牙槽嵴顶向根方翻瓣，尽可能向根方剥离骨膜，但不要损伤眶下神经。这种方法将使得黏膜瓣更易于移动和复位，从而最大限度地降低为关闭创口而制作骨膜松弛切口的必要性。

暴露上颌前部，可见前部的骨移植完全未发生骨结合（图16和图17），上颌窦黏骨膜穿孔、破裂（图18和图19）。之后，用6号金刚砂球钻开大骨窗，以便更充分地评估上颌窦骨缺损。黏骨膜已经穿孔，将颊侧和腭侧的剩余黏骨膜仔细剥离、提升，为新的骨移植材料开放空间。在左侧可见牙槽嵴与上颌窦贯通（图20）。

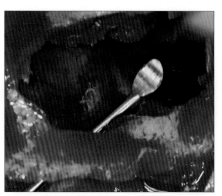

图20　左侧上颌窦骨窗，与牙槽骨腭侧的口腔贯通

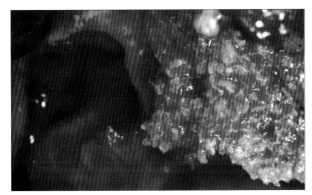

图21　右侧上颌窦的骨窗。可吸收性膜保护穿孔的黏骨膜，下方则悬出上颌窦骨窗外侧。已经在前部置入松质骨屑

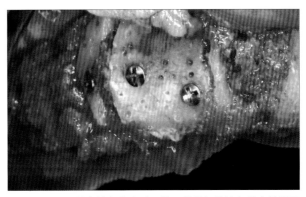

图22　上颌窦骨窗被完全充融，植入的前部骨块与骨窗的侧面轮廓相一致。骨移植材料表面用可吸收性膜覆盖

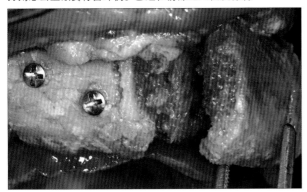

图23　左侧用皮质松质骨块进行侧方和垂直向骨增量。在上颌窦的根方、远中和腭侧覆盖可吸收性膜，松质骨已经填满上颌窦。修整出L形骨块，松质骨面朝向牙槽嵴，皮质骨面朝向颊侧

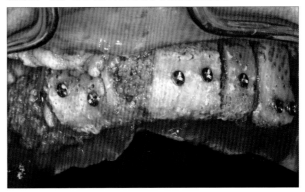

图24　左侧的侧方和水平向骨块用螺钉固定之后的图像。注意：为了在剩余牙槽嵴上固定上颌窦骨窗表面的块状骨，螺钉位置偏低

取出前部螺丝、剩余骨块松脱之后，前上颌清创，直至没有任何游离残片。在大量盐水冲洗之下，用1／4号球钻在前部上颌骨去皮质骨。

置入可吸收性膜（Ossix；Biomet 3i，Palm Beach Gardens，Florida，USA），覆盖上颌后部的移植骨。此外，在口腔和上颌窦贯通处放置一片可吸收性膜，将腭侧骨壁与表面的骨膜相隔离。

在移植材料的根方和腭侧覆盖可吸收性膜，避免骨颗粒脱入上颌窦腔。制备从髂嵴切取的颗粒状皮质松质骨移植材料，并充填于上颌窦腔。

在上颌前部，用皮质松质骨块进行垂直向和水平向骨量重建。将骨块雕刻成L形、并与受植床相适应，用钛螺钉固定。置入另一块皮质松质骨块，侧向和垂直向覆盖左侧上颌窦骨窗，然后在最前端用螺钉固定（图19）。在上颌右侧，皮质松质骨颗粒水平向和垂直向覆盖于上颌窦骨窗的表面，并用可吸收性膜保护（Ossix；Biomet 3i，Palm Beach Gardens，Florida，USA）（图21～图24）。

制作骨膜松弛切口之后，用4-0可吸收缝线间断褥式缝合、关闭创口。

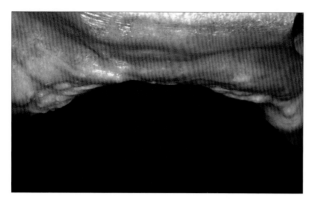

图25 骨移植6个月之后的颊侧观

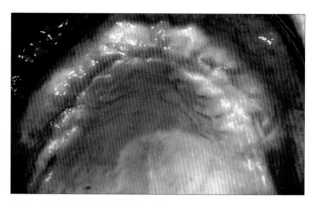

图26 骨移植6个月之后的骀面观

患者4周之内没有戴用义齿。拆线之后，制取印模，制作新的过渡总义齿。需要粘接剂固定义齿。愈合无异常，未见骨移植材料暴露或感染。每隔4周患者复诊，监测黏膜和骨的愈合进展，并调改总义齿避免压迫骨移植材料。

6个月之后进行临床检查，发现重建牙槽嵴的垂直向和水平向轮廓极为出色（图25和图26）。再次进行CT扫描，并且使用阻射模板确认种植体植入的最佳位点。

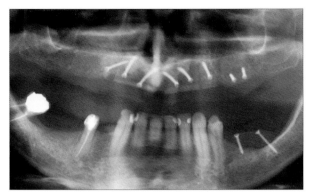

图27　种植之前的曲面体层放射线片

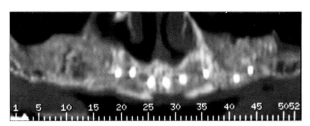

图28　骨移植6个月之后、种植体植入之前的CT扫描

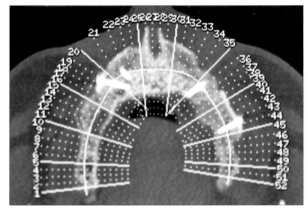

图29　骨移植之后的CT扫描（轴向断层）。注意：上颌后部的侧向骨增量

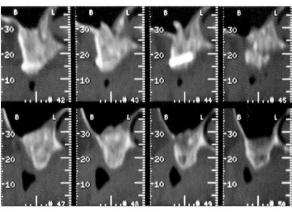

图30　骨移植6个月之后的CT扫描（上颌左侧后部）。注意：上颌窦底骨移植的极佳骨结合和较高的骨密度

　　CT扫描可见出色的骨愈合，三维骨量充足，可以在理想的位置植入种植体（图27～图31）。计划在双侧中切牙、尖牙、第一前磨牙和第一磨牙位点植入种植体，进行四段、各三单位修复体的固定修复。

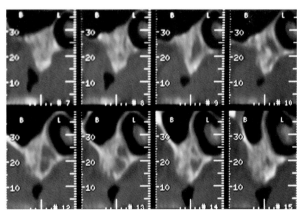

图31　移植术后6个月的CT扫描（上颌右侧后部）。注意：上颌窦底良好的骨充填和良好的骨密度

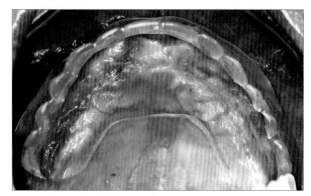

图32 骨移植6个月之后，戴入外科导板的殆面观

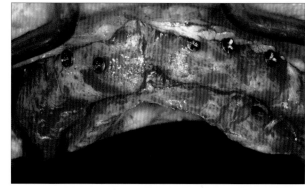

图33 种植体植入术中的正面观。注意：右侧可吸收性膜的残迹

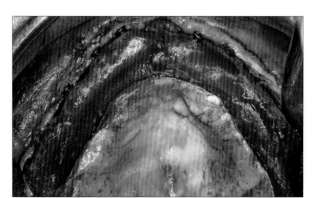

图34 种植体植入术中的殆面观。注意：骨移植的完美骨结合。可见移植骨的轻微骨改建（通过固定螺钉帽至骨面的距离而确定）

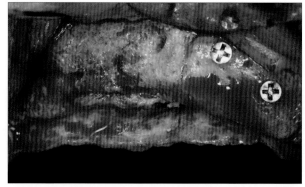

图35 右侧上颌窦骨窗处骨移植的近距离观。仍然可见可吸收性膜的残迹

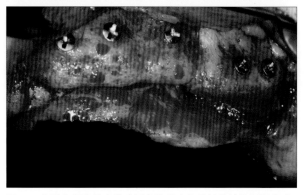

图36 左侧上颌窦骨窗处水平向和垂直向移植骨块的近距离观

选择如下型号的种植体：Straumann锥形种植体，常规颈4.8mm，直径4.1mm，长度10mm，SLA表面。只在双侧第一磨牙位点植入不同型号的种植体：Straumann锥形种植体，宽颈6.5mm，直径4.8mm，长度10mm。

局部麻醉和静脉镇静下进行种植体植入手术，应用以修复为导向的外科导板（图32）。偏腭侧牙槽嵴顶切口，以便在缝合创口时将较厚的黏膜推向种植体颊侧。殆面和颊侧像显示骨高度和宽度充足，只在固定螺钉和骨面之间可见轻微的骨吸收。在左侧可见可吸收性膜的残迹（图33～图36）。

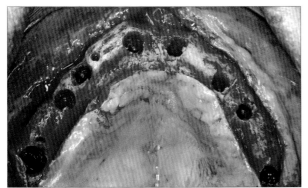

图37　上颌种植位点的殆面观。注意：骨的活性

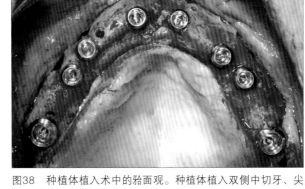

图38　种植体植入术中的殆面观。种植体植入双侧中切牙、尖牙、第一前磨牙和第一磨牙位点

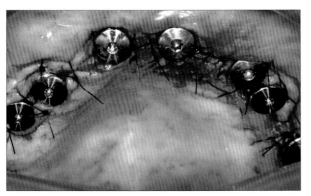

图39　种植体植入70天之后，暴露种植体

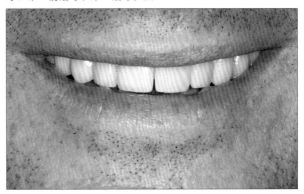

图40　患者戴入最终修复体、负荷2年之后的微笑像

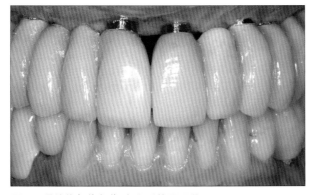

图41　最终修复体负荷2年之后的正面观

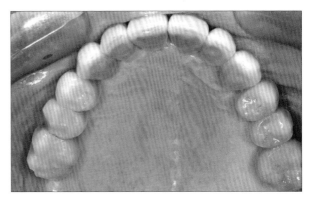

图42　最终修复体负荷2年之后的殆面观

　　按照标准程序进行种植窝预备和种植体植入，获得了极佳的骨密度、良好的初始稳定性，而种植体的形状（Straumann锥状种植体）进一步提高了初始稳定性。完全关闭种植体表面创口（图37和图38）。

　　种植体植入70天之后，局部麻醉下暴露种植体。2周之后制取印模，再过2周之后戴入分段的临时修复体（图39）。

　　戴用临时修复体60天，以利于骨和软组织重建、咬合调整。之后，四段、各三单位的最终金属烤瓷固定修复体粘接固位于实心基台。

　　在此提供最终修复体的各类图像，包括患者的笑线（图40）、正面观（图41）、殆面观（图42），均拍摄于24个月之后。图43为同时拍摄的曲面体层放射线片。

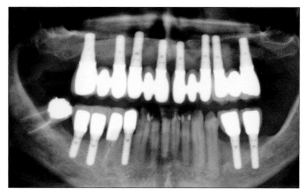

图43　负荷2年之后的曲面体层放射线片

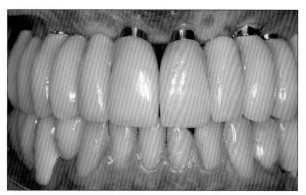

图44　负荷5年之后的正面观

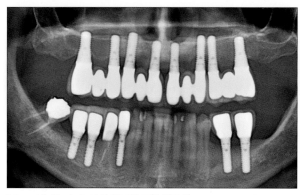

图45　负荷5年之后的曲面体层放射线片

　　图44和图45展示了负荷5年之后的正面观和曲面体层放射线片。可见种植体颈部周围骨组织的孤立性骨改建以及在右侧尖牙和第一前磨牙位点种植体之间的微量骨丧失。

　　讨论所获得的结果，笔者认为重度骨萎缩时，许多因素可以影响大量骨移植的效果。

- 切口和瓣的正确设计，将有利于视野、创口关闭和血供。
- 可吸收性膜覆盖上颌窦骨窗和前部骨块将促进骨移植材料的愈合。如果上颌窦膜穿孔，可吸收性膜可用于保护并隔离骨移植材料。
- 块状骨移植必须是完美的骨结合，因为这将意味着促进骨愈合、降低骨吸收。
- 用充分压实的皮质松质骨颗粒完全填满上颌窦底也有利于愈合，并获得更高的骨密度。
- 锥状种植体（Straumann锥柱状种植体）可获得理想的初始稳定性。但是，较大的颈部表面积可能增加了颈部的骨吸收。目前，笔者建议对此类指征使用骨水平种植体，因为可以获得和锥柱状种植体相似的良好初始稳定性，同时种植体颈部特点更有利于骨界面，其结果是减少骨吸收、提高颈部周围骨组织的稳定性。

致谢

修复程序

João Emilio Roehe Neto – Porte Alegre，Brazil

6.11 上颌牙列缺失的双侧上颌窦底提升：植入去蛋白牛骨基质，分阶段种植

S. Umanjec-Korac

56岁健康女性患者，转诊至口腔种植科进行上颌与下颌的全牙列修复。患者不吸烟，要求固定修复。患者对其外貌不满意，尤其是过长的下颌牙列。

患者的牙科病史广泛。过去的20年间，曾经历了牙周治疗、正畸治疗以及前徙下颌的正颌手术。

临床检查可见口腔卫生良好，戴用上颌义齿，上颌双侧尖牙的牙根均为根管治疗。拍摄曲面体层放射线片，提示双侧上颌窦气化、上颌尖牙远中牙槽突的垂直高度不足（图1）。

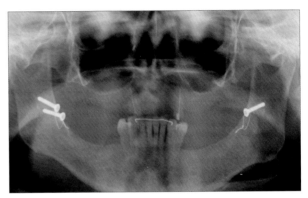

图1　初诊时的曲面体层放射线片。注意：根管治疗的双侧尖牙、宽大的上颌窦、双侧尖牙远中的垂直骨高度均不足以植入种植体

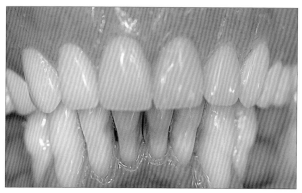

图2 最大牙尖交错位时的正面观。注意：上颌义齿、下颌缩短的咬合线和明显过长的下颌切牙

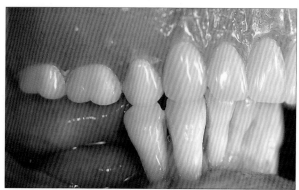

图3 初诊时的侧面观（右侧）

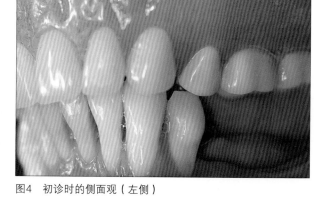

图4 初诊时的侧面观（左侧）

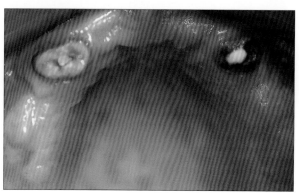

图5 初诊时的上颌殆面观

下颌牙列明显过度萌出，牙周附着只剩余1/3。前牙为牙周夹板固定，以减少其动度（图2~图5）。

在建议牙列缺失的上颌进行种植体支持式固定修复之前，需要考虑和评估多个因素。诊断蜡型有益于评估笑线、唇部丰满度和颌间距离。

治疗计划为3个阶段：

1．双侧上颌窦底提升。包括拔除下颌余留牙，即刻戴入可摘义齿。

2．4个月之后进行种植手术。上颌为6颗种植体（4颗位于上颌后部，2颗为双侧尖牙拔牙窝中的即刻种植），下颌为6颗植体。

3．修复阶段。戴入上颌与下颌最终固定修复体（FDP）。

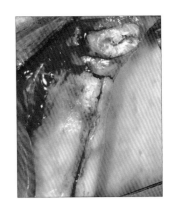

图6　上颌右侧切口

结合上颌窦底提升程序，有两种种植方案可供选择：同期或延期种植。这两种方案的选择应该取决于剩余牙槽嵴的垂直高度，后者会影响种植体初始稳定性。众所周知，在低于4mm的牙槽嵴获得理想的机械稳定性，将面临挑战。

在治疗的诊断阶段，应用锥束CT（CBCT）评估上颌骨的三维结构、上颌窦的解剖特点和牙槽突的高度。在第一磨牙位点，发现剩余牙槽突高度为4mm。考虑到同期种植方案可能导致种植体初始稳定性欠佳，决定采用双侧分阶段种植方案。

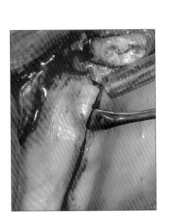

图7和图8　翻黏骨膜瓣

应用改良的侧壁开窗技术进行上颌窦骨增量（Boyne和James，1980）。手术程序从牙槽嵴顶切口开始（图6），在近中和远中分别做垂直向松弛切口（图7）。翻黏骨膜瓣，暴露上颌窦侧壁（图8），用刮骨刀从上颌窦侧壁刮取自体皮质骨屑（图9）。使用超声骨刀进行上颌窦开窗的骨切割（图17～图19），选择为上颌窦底提升特别设计套装（Mectron Piezosurgery；Mectron，Carasco，Italy）中的OT5工作尖切割出骨窗轮廓。去除皮质骨板，用平头剥离子剥离施耐德膜（图10），从窦的侧壁、底部和内壁剥离黏骨膜（图11和图12）。仔细剥离，防止黏骨膜穿孔。

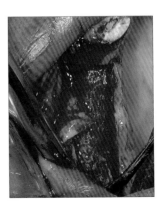

图9　从上颌窦侧壁刮取骨屑

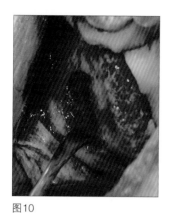

用DBBM（Bio-Oss；Geistlich Pharma，Wolhusen，Switzerland）充填空腔（图13和图20）。将皮质骨窗复位（图14和图15）。

图10~图12　制作出侧壁骨窗，用平头剥离子剥离施耐德膜

图10

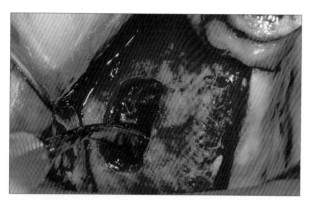

图11

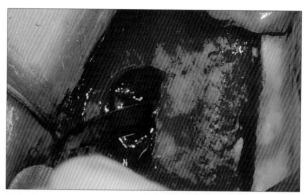

图12

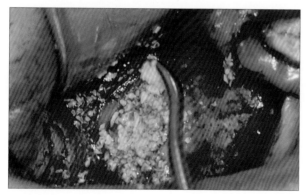

图13　用DBBM充填上颌窦

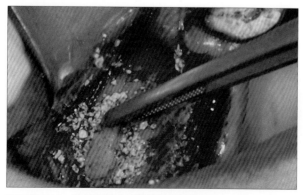

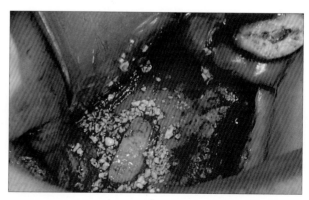

图14和图15　用骨窗的皮质骨板覆盖移植材料

用可吸收性胶原膜覆盖上颌窦的侧壁骨缺损（Bio-Oss；Geistlich Pharma，Wolhusen，Switzerland）（图16），将黏骨膜瓣复位并缝合。术后立刻拍摄曲面体层放射线片，显示上颌尖牙远中有充足的骨高度（图21）。

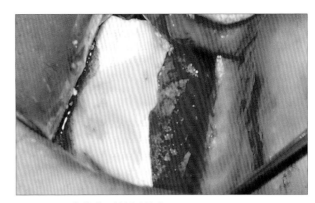

图16　可吸收性膜覆盖侧壁骨窗

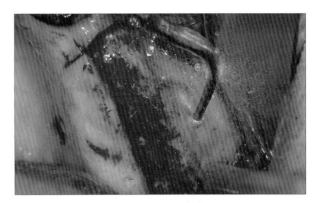

图17　用超声骨刀制备侧壁骨窗（左侧）

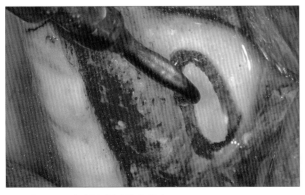

图18和图19　切割出侧壁骨窗轮廓

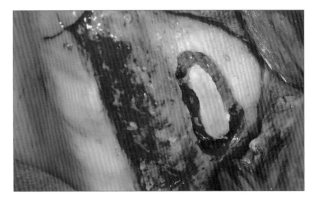

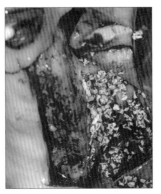

图20　上颌窦内植入DBBM

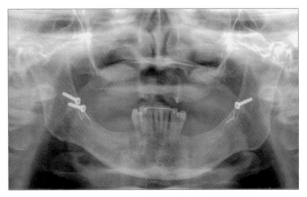

图21　双侧上颌窦骨增量术后拍摄曲面体层放射线片，证实已经提高了上颌双侧尖牙远中的垂直骨高度

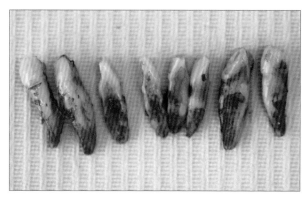

图22 从下颌拔除的牙齿。注意：牙周附着丧失

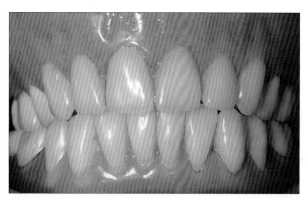

图23 上颌与下颌临时义齿的正面观

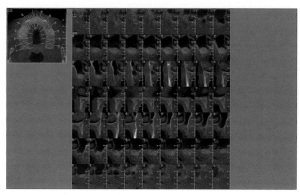

图24 种植手术之前进行CBCT扫描，提示上颌后部种植所需的骨高度充足、上颌前部的骨宽度和高度均不足

术后愈合期

患者在术前1小时口服3g阿莫西林，术后口服5天、每8小时500mg。嘱患者每天用氯己定溶液（0.2%）漱口2周、每天2次。术后创口愈合无异常，未发生并发症。

种植手术

8周之后，安排患者拔除下颌全部牙齿，即刻戴入总义齿（图22和图23）。

双侧上颌窦骨增量4个月之后进行CBCT扫描，显示双侧上颌后部牙槽嵴高度充足（图24）。随后的种植程序包括：在之前的上颌窦底提升区域植入4颗种植体（Biomet 3i Osseotite implants，Florida，USA。双侧第一磨牙位点：修复平台4mm，骨内直径4mm，长度13mm；上颌双侧第二前磨牙位点：修复平台4mm，骨内直径3.75mm，长度13mm）（图25和图26），所有的种植体均获得了良好的初始稳定性。植入种植体之后，以15N·cm的扭矩拧入愈合帽。用牙周刀仔细地拔除双侧尖牙，避免损伤骨和软组织。在正确的三维位置上植入2颗种植体（Biomet 3i Osseotite implants，Florida，USA。修复平台4mm，骨内直径4mm，长度13mm），在种植体与牙槽窝唇侧骨壁之间的间隙内植入DBBM进行骨增量（Bio-Oss；Geistlich Pharma，Wolhusen，Switzerland）。然后用可吸收性胶原膜覆盖植骨区，缝合创口（图27）。

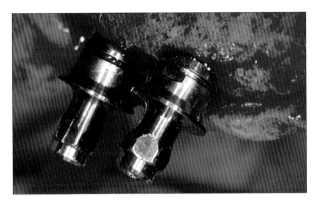

图25 上颌右侧第二前磨牙和第一磨牙位点的种植体

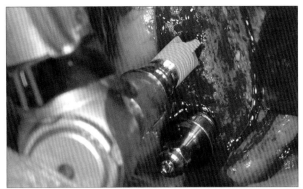

图26 上颌左侧第二前磨牙和第一磨牙位点的种植体

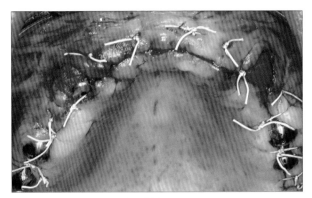

图27 缝合之后，上颌种植体的殆面观

在下颌进行种植手术。植入6颗种植体（Biomed 3i Osseotite implants，FL，USA）。下颌双侧中切牙和尖牙位点：修复平台4mm，骨内直径3.75mm，长度11mm；下颌双侧第一磨牙位点：修复平台4mm，骨内直径3.75mm，长度8.5mm），所有的种植体均获得了良好的初始稳定性（图28）。放置愈合帽，调改义齿，并用软衬材料重衬。

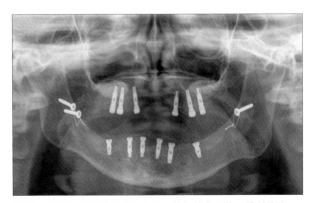

图28 上颌与下颌种植体植入之后拍摄的曲面体层放射线片

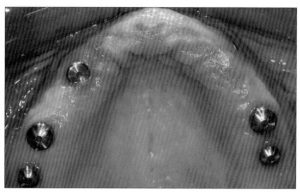

图29 种植体植入4个月之后，上颌软组织的愈合情况

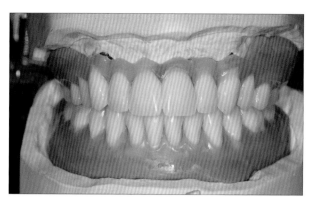

图30 按照面弓记录上𬌗架，模型的正面观

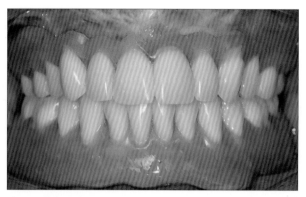

图31 蜡型试戴显示下颌牙齿长度（冠的颈部到切缘）。需要用粉红色龈瓷修饰牙齿长度

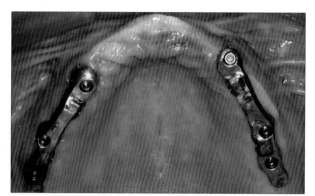

图32 戴入研磨的中间结构

修复阶段

种植体植入4个月之后，进入修复程序（图29）。用螺丝固位印模帽，制取上颌与下颌种植体水平的终印模。面弓记录颌位关系，预约患者2周之后试戴蜡型（图30）。

蜡型试戴提示面部和唇部得到了充分的支撑。同时确认，需要在此基础上用粉红色树脂修饰下颌牙齿长度（牙冠颈部到切缘）（图31）。原计划是戴入传统的螺丝固位种植修复体，但是上颌双侧尖牙位点种植体的角度却构成了美学挑战。因为螺丝通道比预计的位置偏向唇侧，将影响到美学效果。因此，最可行的解决方案是制作两个中间结构（双侧第一磨牙—第二前磨牙—尖牙位点种植体分别夹板式相连）、用腭侧螺丝固位（图32～图34）。戴入上颌和下颌固定修复体，检查关系（图37）。

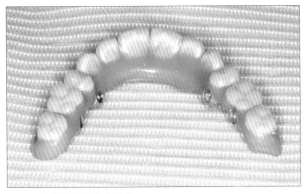

图33　上颌最终固定修复体

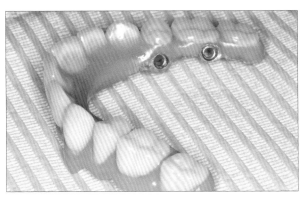

图34　上颌最终修复体，腭侧有螺丝通道

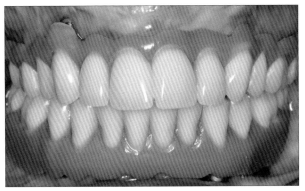

图35　最终修复体最大牙尖交错位时的正面观

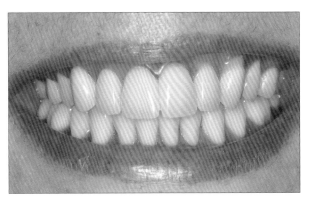

图36　微笑时显露牙齿的正面观

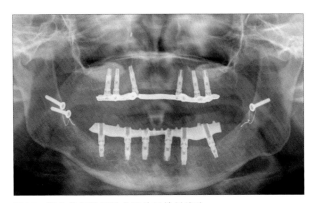

图37　戴入修复体后的曲面体层放射线片

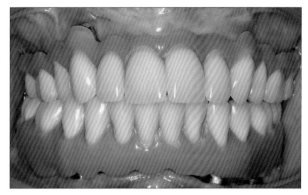

图38　1年之后的正面观

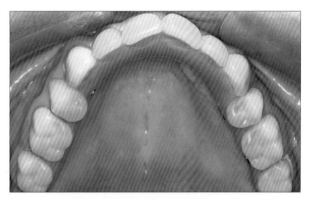

图39　1年之后，上颌固定修复体的𬌗面观

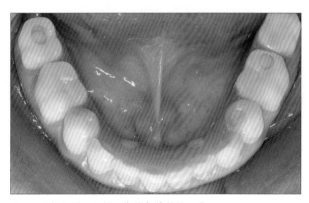

图40　1年之后，下颌固定修复体的𬌗面观

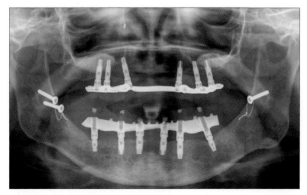

图41　1年之后的曲面体层放射线片

用35N·cm的扭矩拧紧研磨的中间结构和下颌最终固定修复体的固位螺丝，用腭侧螺丝将上颌修复体固定于中间结构。用蜡覆盖下颌固定修复体的螺丝帽，光固化树脂封闭螺丝通道。仔细检查咬合并调𬌗（图35和图36）。固定修复体的外形轮廓适宜于患者的自我卫生维护（图35和图36）。患者接受了维护指导，并且在术后1年内每6个月复诊1次。行使功能1年之后，患者对固定修复体的功能和美观仍然十分满意（图38～图40）。再次拍摄曲面体层放射线片（图41）。

致谢

技工室程序

Arnold Ngariman － K & J Tandtechniek, Haarlem，Netherlands

6.12 颗粒状自体骨移植的上颌窦底提升：联合外置法块状骨移植的垂直向牙槽嵴骨增量，分阶段种植

T. W. Head

61岁女性患者，转诊评估植入种植体重建严重萎缩的下颌而进行骨移植的可行性。患者身体健康，不吸烟，从30多岁开始戴用上颌总义齿、下牙为天然牙列。在本次会诊的10年之前，为了上颌的固定修复而植入5颗种植体。其中1颗种植体即刻失败，其他种植体在随后的10年间陆续失败。过去2年戴用的总义齿没有固位结构，只是覆盖剩余的2颗种植体（图1）。患者主诉义齿不稳定、咀嚼困难、说话时没有安全感，希望进行固定修复。

会诊时，上颌前部还剩余1颗种植体（图2）。临床和放射线检查，发现在上颌双侧第二前磨牙之间的牙槽嵴完全吸收。上颌后部还保有原来形态，但是由于上颌窦的气化，骨量非常少（图3和图4）。

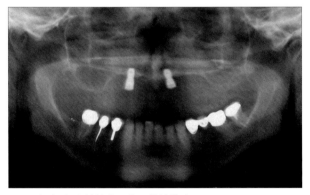

图1　会诊1年之前的曲面体层放射线片

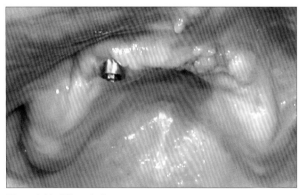

图2　会诊时的口内观

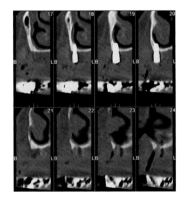

图3　CT扫描的矢状面断层显示上颌前部的严重萎缩

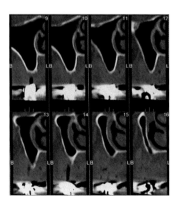

图4　CT扫描显示严重的萎缩和上颌窦气化。横断面13～16对应右侧第二和第一前磨牙位点，9～12对应右侧第二和第一磨牙位点

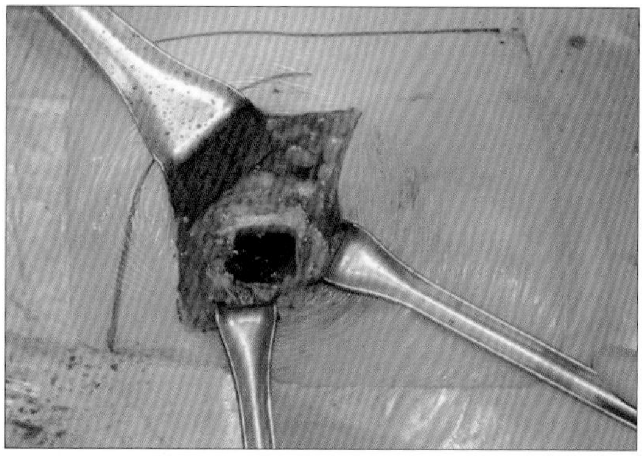

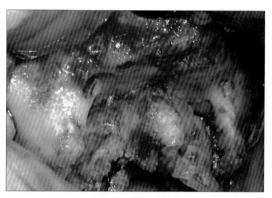

图5　切取皮质松质骨块和PBCM（颗粒状骨和松质骨骨髓）。患者的头部朝向左侧，腿朝向右侧。直线所示腰椎和骶骨中线

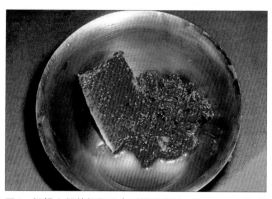

图6　根据上颌前部塑形皮质松质骨块，PBCM（颗粒状松质骨骨髓）则植入上颌窦和前部骨块周围

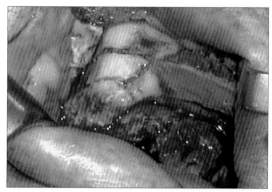

图7　剥离颊侧和腭侧瓣后暴露上颌骨。注意：前部的牙槽骨缺失。同样，在取出种植体的位点和非吸收但气化的后部，骨缺失也很明显

图8　在前部植入皮质松质骨块，制作右侧上颌窦侧壁骨窗

　　基于临床和放射线评估，本病例被归类为复杂类（SAC分类），具备并发症，甚至骨移植或种植体失败的高度风险。与外科相关的风险因素包括：上颌前部覆盖骨移植材料的软组织有限；上颌双侧第二前磨牙之间需要水平向和垂直向骨增量、上颌后部需要垂直向骨增量；提供种植体稳定性和骨结合的剩余牙槽骨完全缺失。

　　与修复医师会诊之后，决定采用8颗种植体（双侧中切牙、尖牙、第一磨牙和第二磨牙位点）支持的固定修复。外科计划包括：上颌前部为块状皮质松质自体骨外置法骨移植，双侧上颌窦底提升并植入颗粒状自体骨和松质骨骨髓（PBCM），从髂后嵴切取所需的骨量，在4~6个月之后的第二次手术植入种植体。

　　患者俯卧位，施以全身麻醉。取骨切口为6cm（图5）。皮质松质骨构成的自体骨块，塑形之后于上颌前部进行外置法骨移植；将PBCM充填并压实在上颌前部的骨块周围和上颌窦内（图6）。

　　然后，患者转为仰卧位。在双侧上颌结节之间的角化黏膜上做切口，暴露上颌骨（图7）。塑形皮质松质移植骨块至适宜于上颌前部的弧度，并用直径为1.7 mm的钛钉固定（图8）。然后侧壁骨切割进入上颌窦（图9），同时提升带有侧壁骨窗骨块的施耐德膜（图10）。在上颌窦下方所创造间隙内充填并压实PBCM。在上颌前部外置法移植的皮质松质骨块周围也置入并压实PBCM（图11）。用铬肠线连续缝合关闭黏骨膜瓣（图12）。

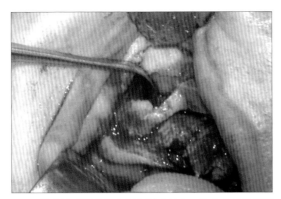

图9　提升施耐德膜和上颌窦侧壁骨窗，使窦底提升到更高的位置

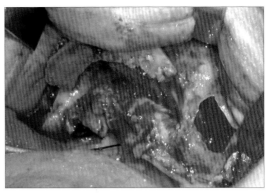

图10　提升之后的左侧上颌窦底。形成高度为15mm的间隙，用于颗粒状骨移植

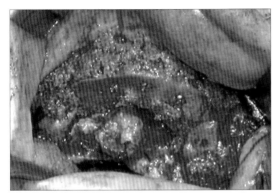

图11　也将颗粒状骨填塞在前部骨块周围

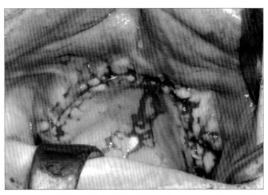

图12　3-0的铬肠线连续水平褥式缝合，关闭黏骨膜瓣

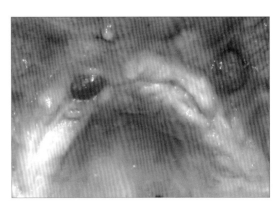

图13　骨移植2.5个月之后，出现瘘管

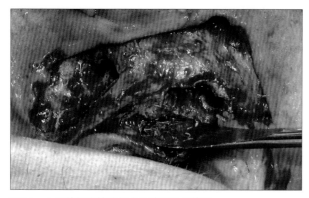

图14　上颌前部瘘管清创术后遗留的骨缺损

初期愈合良好，但是在骨移植2.5个月之后上颌前部出现2个瘘管（图13）。探查发现有一定量的死骨和肉芽组织，将它们刮除，在左侧前部植骨块的部位形成较大的空腔（图14）。CT扫描显示上颌前部骨缺损的范围（图15和图16），但同时显示上颌窦内植骨的愈合进展良好（图17）。1个月之后又进行一次手术，将取自胫骨近端的PBCM植入上颌前部的空腔内。

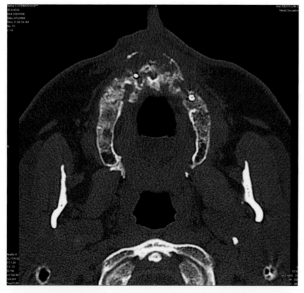

图15　CT扫描的轴向断层，显示清创之后在前部外置法植骨区形成的空腔。注意：上颌窦内植入的PBCM 阻射密度增高

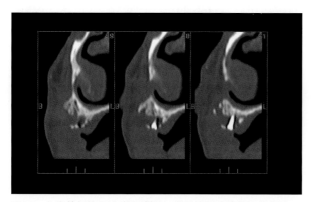

图16　上颌前部的CT矢状面断层，显示外置法植骨区的空腔

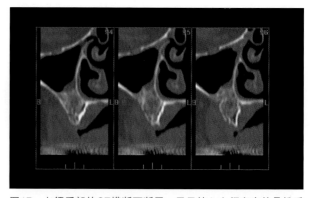

图17　上颌后部的CT横断面断层，显示植入上颌窦内的骨松质所形成的骨量

在上颌前部进行第二次骨移植手术4个月之后，进行8颗种植体的植入手术。做双侧上颌结节之间的牙槽嵴顶切口，翻颊侧黏骨膜瓣、暴露上颌骨。在前部外置法植骨区和后部上颌窦植骨区均可见大量的骨存活（图18）。根据修复医师提供的手术导板确定种植体位置（图19）。在上颌前部植入4颗植体（Straumann骨水平种植体，常规十字锁合连接，直径4.1mm，长度10mm和12mm），后部植入4颗植体（Straumann宽颈种植体，SLActive表面，直径4.8mm，长度12mm）（图20）。只用4-0羊肠线缝合关闭黏骨膜瓣，前部创口初期关闭、覆盖种植体，后部则围绕种植体呈开放式关闭创口。

植入种植体2周之后，用软衬材料重衬旧义齿。由于前部的4颗种植体唇侧缺乏角化黏膜，更换高愈合帽的同时从腭部切取游离龈，移植于种植体唇侧（图21和图22）。用软衬材料再次重衬义齿。

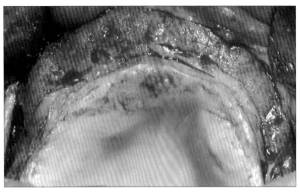

图18　上颌前部第二次骨移植4个月之后，做牙槽嵴顶切口，翻颊侧黏骨膜瓣，暴露重建的牙槽嵴

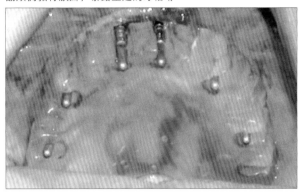

图19　应用外科导板，将种植体植入在修复医师所要求的位置

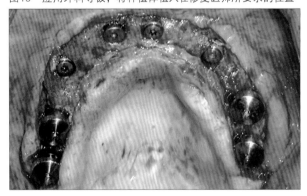

图20　植入8颗种植体，种植体的长度在双侧中切牙位点为10mm、双侧尖牙位点为12mm、双侧第一磨牙和第二磨牙位点为12mm

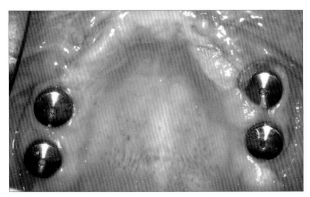

图21　种植体植入6周之后的状态。注意：上颌前部牙槽嵴顶为非角化黏膜

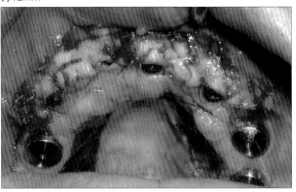

图22　在前部种植体的唇侧进行游离龈移植

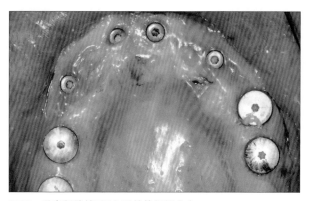

图23 游离龈移植6周之后的软组织愈合

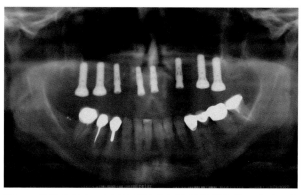

图24 种植体植入3个月之后的曲面体层放射线片。此时，将患者转回其修复医师

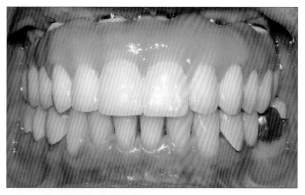

图25 戴入修复体之后的唇侧观

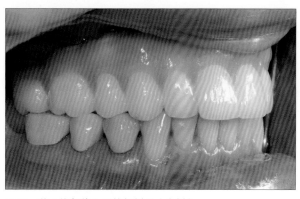

图26 戴入修复体之后的颊侧观（右侧）

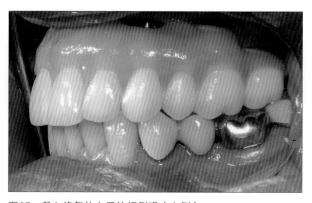

图27 戴入修复体之后的颊侧观（左侧）

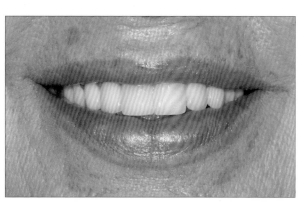

图28 患者的微笑像

6周的软组织愈合期之后，患者转回其修复医师制作修复体（图23和图24）。

种植体植入4个月之后戴入最终修复体（图25～图28）。

戴入修复体6个月（图29）和1年（图30）之后随访时进行放射线检查。

致谢

修复程序

Dr. Robert Valiquette – Greenfield Park，Québec，Canada

技工室程序

Eric Fortin，CDT – Le Groupe Dentachrome，Montréal，Québec，Canada

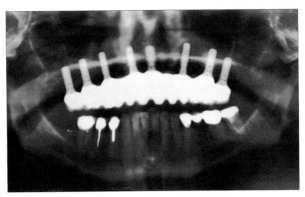

图29　戴入修复体6个月之后的曲面体层放射线片

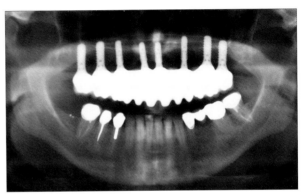

图30　戴入修复体1年之后的曲面体层放射线片

6.13 上颌窦底提升（复合骨移植材料）：联合垂直向牙槽嵴骨增量（外置法自体骨移植），分阶段种植

M. Chiapasco

40岁女性患者，因上颌双侧后部部分牙缺失而转诊会诊和寻求治疗（图1～图4）。主诉为后牙缺失，并影响到咀嚼和面部美观，要求用种植体支持的固定修复体改善外貌。

患者自述曾有牙周炎的病史，并且是上颌后牙缺失的主要原因。患者身体健康，未服用任何药物，不吸烟。

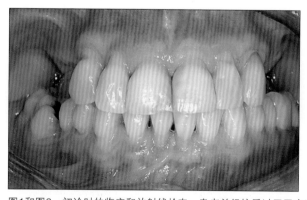

图1和图2　初诊时的临床和放射线检查。患者曾经接受过牙周病治疗

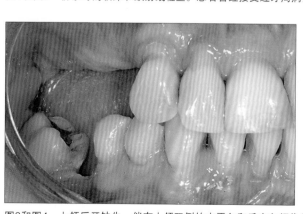

图3和图4　上颌后牙缺失，伴有上颌双侧的水平向和垂直向颌位关系偏差

口腔内检查，可见上颌双侧前磨牙及其远中的牙缺失。水平向和垂直向牙槽嵴吸收，伴有颌间距离增大（左侧尤为显著），并且可以注意到牙周病所导致的双侧侧切牙和尖牙的牙龈退缩（图1、图3和图4）。拍摄曲面体层放射线片和CT扫描，显示因上颌窦扩大合并牙槽嵴吸收，双侧前磨牙和磨牙位点的可用骨量降低，即使是采用减小尺寸的种植体骨量仍然不足（图5～图8）。排除"单一"的上颌窦底提升程序，因为该程序未包括针对垂直向和水平向牙槽嵴吸收的骨移植。

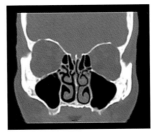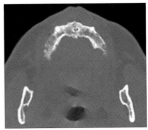

图5和图6　CT扫描显示上颌窦广泛气化，合并垂直向和水平向的牙槽嵴萎缩

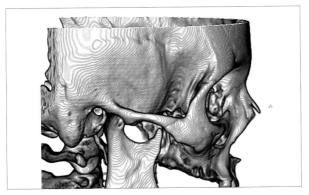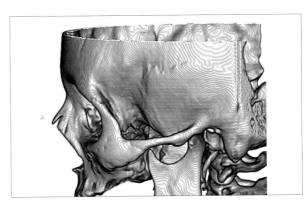

图7和图8　三维CT扫描证实垂直向的骨萎缩

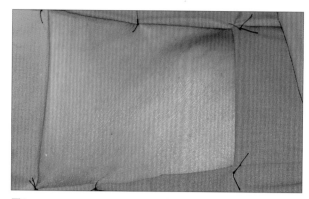

图9

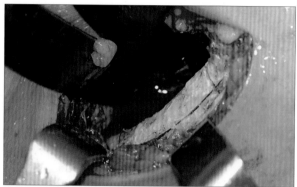

图10

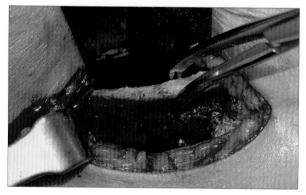

图11

最后决定的骨增量方案为上颌窦底提升联合垂直向和水平向自体骨移植。该方案不仅充分重建了种植体植入所需要的骨量，还建立了有利的颌位关系，以此获得以修复为导向、理想地植入种植体。同时，计划在骨移植整合之后的第二次手术中植入种植体。

由于手术复杂、持续时间长，在经鼻气管插管的全身麻醉下实施重建手术。第一步是自髂前嵴的内侧切取皮质松质骨块（图9~图11）。

下一步是分离黏骨膜瓣、暴露上颌后部，制备骨窗、提升上颌窦膜（图12和图13）。

图9~图11　从髂前嵴切取皮质松质骨块

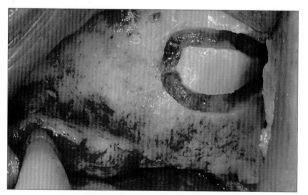

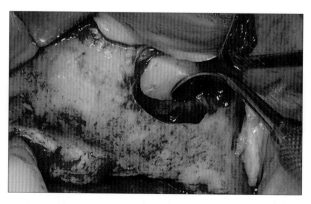

图12和图13　制备侧壁骨窗，提升上颌窦膜

切取的髂骨松质骨为颗粒状，与双相磷酸钙（Straumann Bone Ceramic；Straumann，Basel，Switzerland）混合，填入上颌窦底提升后形成的空腔中。同时，用钛微螺钉将髂骨骨块固定在左侧上颌的垂直向和水平向骨缺损部位（图14~图16）。做充分的松弛切口之后，严密、无张力缝合黏骨膜瓣（图17）。上颌右侧和左侧的外科程序相同，包括上颌窦底提升联合垂直向和水平向骨移植（图18和图19）。

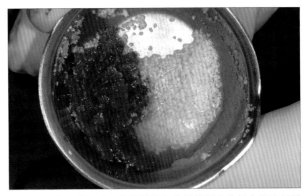

图14 包含自体骨（颗粒状骨屑）和骨代用品的复合移植材料充填上颌窦膜提升之后所形成的空腔

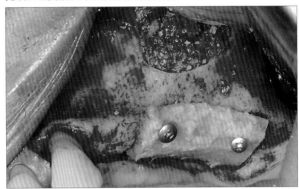

图15 植入取自髂骨的自体骨块修复垂直向骨缺损

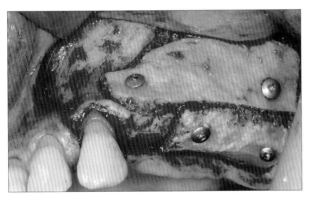

图16 同时植入另一块自体骨块修复水平向骨缺损，并用钛微螺钉固定

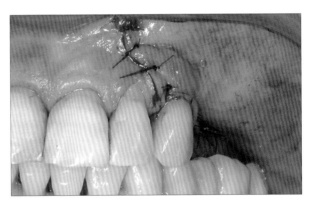

图17 最后充分松弛黏骨膜瓣，严密缝合创口

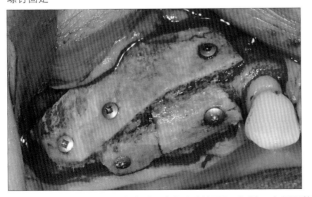

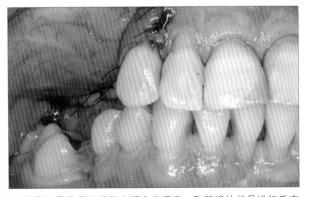

图18和图19 上颌右侧的外科程序与左侧相同，包括：应用颗粒状自体骨和骨代用品进行上颌窦底提升，取髂嵴块状骨进行垂直向和水平向骨移植

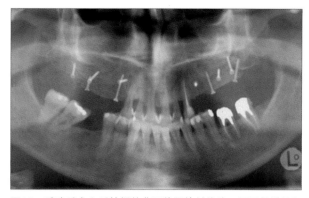

图20 重建手术之后拍摄的曲面体层放射线片，显示骨增量和颌位关系重建的效果

术后拍摄曲面体层片和口内临床照片，均证实骨量增加（图20～图22）。

4个月的等待期，用于观察和无干扰愈合。未戴用可摘义齿，以规避创口裂开、感染、骨移植材料整合不良或吸收等任何风险。等待期之后，患者准备接受种植。

翻左侧黏骨膜瓣，可见骨移植材料的完美骨结合、无吸收（图23）。

在外科导板的引导下，植入3颗种植体（Straumann骨水平种植体，常规十字锁合连接，直径4.1mm，长度10mm），采用潜入式愈合方式（图24～图27）。

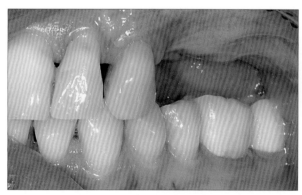
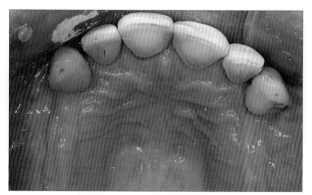

图21和图22 重建手术4个月之后的临床观。临床效果（缺牙区维度的变化和初诊时缺损的矫正）清晰可见，显示充足的骨量和理想的颌位关系，允许以修复为导向植入种植体

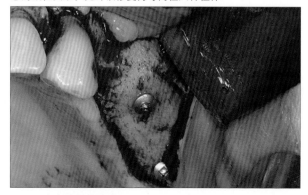

图23 术中暴露骨移植区

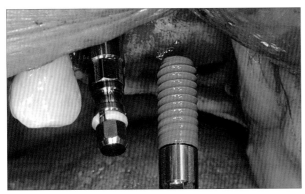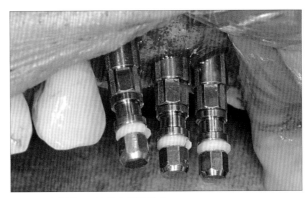

图24和图25 重建手术4个月之后，在之前制作的外科导板的引导下于上颌左侧植入3颗骨水平种植体

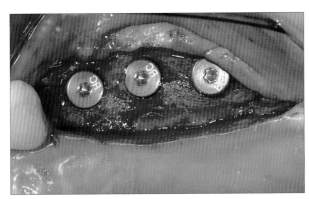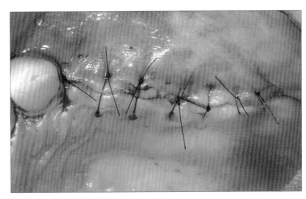

图26和图27 选用潜入式愈合方式。由此，在种植体骨结合过程中，骨移植区仍然受到保护

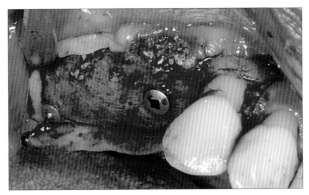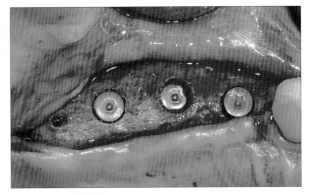

图28和图29 右侧采用同样的外科程序。在骨移植区植入3颗相同直径的骨水平种植体

上颌右侧的外科程序相同。同样，种植手术过程中也未见骨移植材料吸收。可以在以修复为导向的理想位置上植入种植体，种植体被健康、活性的骨组织所包绕（图28～图30）。与软组织水平种植体相比，骨水平种植体更适合潜入式愈合，继续促进无干扰愈合、骨移植材料在"保护性"愈合中形成骨结合与再血管化。

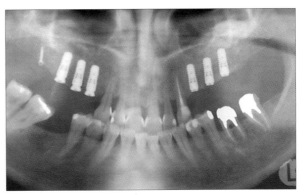

图30 按照以修复为导向的方法植入种植体之后拍摄曲面体层放射线片，显示种植体之间的正确排列

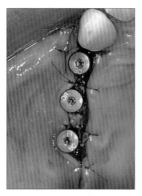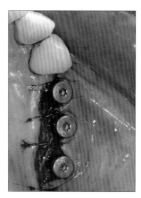

图31和图32　为获得包绕种植体的角化黏膜，二期手术时翻腭侧切口的半厚瓣，并将其转移至颊侧。2个月之后开始最终修复

　　2个月的愈合期之后，在双侧上颌后部均做腭侧切口，翻半厚瓣暴露种植体。目的是不暴露瓣下方的骨面，并将角化黏膜"转移"至颊侧（图31和图32）。

　　2个月之后，用聚醚材料和开窗托盘技术为最终修复体制取印模（图33和图34）。

　　随后将模型送至牙科技工室，制作个性化钛基台和最终的金属烤瓷固定修复体（图35～图37）。

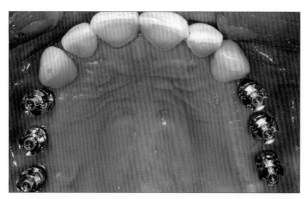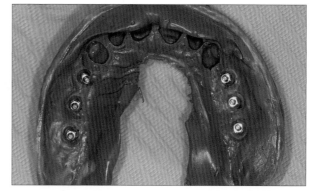

图33和图34　应用聚醚材料和开窗托盘技术，为最终修复体制取印模

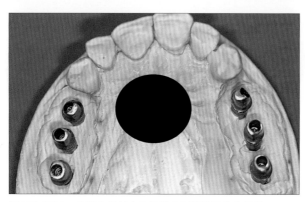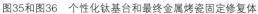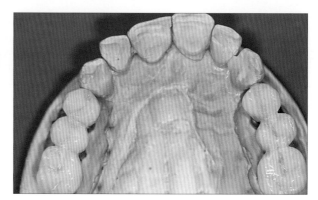

图35和图36　个性化钛基台和最终金属烤瓷固定修复体

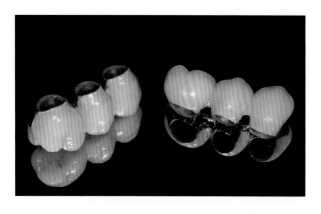

图37　戴入之前的最终金属烤瓷修复体

戴入修复体。正是因为之前的双侧牙槽嵴的重建，烤瓷冠与余留牙列融为一体，包括冠的大小和良好的穿龈轮廓（图38～图41）。患者满意于美学和功能效果（图42）。修复完成之后立即拍摄曲面体层放射线片，显示在骨移植区的种植体均获得了完美的骨结合（图43）。

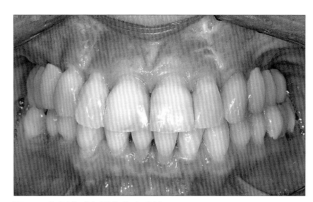

图38　修复完成之后的临床确认

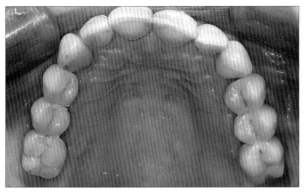

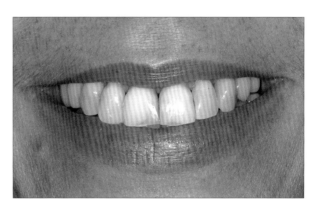

图39和图40　修复体的殆面观和患者微笑时的口外像

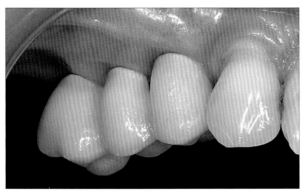

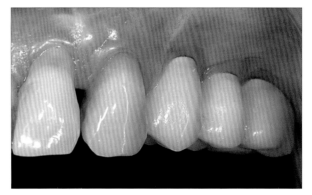

图41和图42　位于上颌右侧和左侧后部最终修复体的口内侧面观

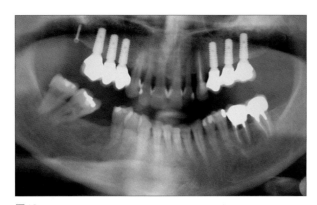

图43

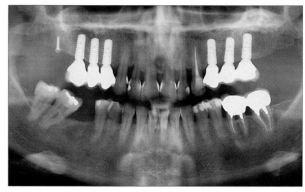

图46

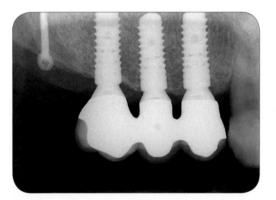

图44

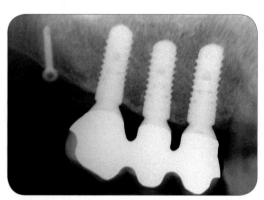

图47

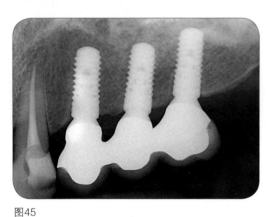

图45

图43～图45 负荷2年之后的放射线片，证实种植体周围骨组织稳定

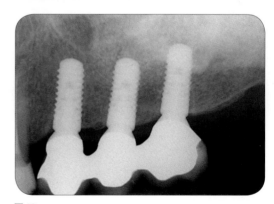

图48

图46～图48 负荷3年之后的放射线片。与之前的放射线片相比，未发现种植体周围骨吸收

修复完成之后，患者每年定期复诊。2年（图43～图45）和3年（图46～图48）随访时进行放射线检查，证实临床效果稳定、无明显的种植体周围骨丧失。

致谢

修复程序

Dr. Claudio Gatti－Milan，Italy

技工室程序

Sandro Bertoglio，MDT，Gianni Zibetti，MDT－Busto Arsizio，Varese，Italy

7 上颌窦底提升程序的并发症

H. Katsuyama

　　侧壁开窗技术的上颌窦底提升是一项低并发症发生率、高种植体存留率的可预期的治疗程序（Jensen和Terheyden，2009）。尽管认为此治疗程序具有可预期性，但是并发症和失败也时有发生，并且一旦发生则难以处理。本章将讨论术中和术后并发症的病因及处理。

7.1 术中并发症

侧壁开窗技术

表1和表2列出了上颌窦底提升时供区和受区的术中潜在并发症。侧壁开窗上颌窦底提升的绝大多数病例，增量位点愈合无异常（Chiapasco等，2009）。据报道，上颌窦膜穿孔在病例中的发生率约为10%（范围：4.8%~56%），是最常见的术中并发症（Chiapasco等，2009）。通常，可使用胶原海绵、各种膜或同种异体组织片修补穿孔。只有不到1%的患者由于大范围的黏骨膜破裂而必须放弃骨移植（Chiapasco等，2009）。

然而，值得警惕的是，并非总能在术中发现黏骨膜穿孔，因为上颌窦腔某些部位难以观察（例如，近中上部和远中后部区域）。此类穿孔可通过术后放射线进行检查，当发现已提升的上颌窦底边界模糊或发现一些骨移植材料已经扩散时，应怀疑已经发生黏骨膜穿孔。关于黏骨膜穿孔的临床处理将在第7.3.1章节介绍。某些研究发现，种植体存留率与黏骨膜穿孔相关（Hernández-Alfaro等，2008），而另一些研究则报道二者并无关联（Nkenke和Stelzle，2009）。潜在的术中并发症也包括：损伤上牙槽后动脉而引发的出血（Pjetursson等，2008），神经损伤或暴露（Engelke等，2003），同期种植时种植体初始稳定性不足（Lee等，2008），以及黏骨膜穿孔所导致的骨移植材料移位（Nkenke等，2009）。已有报道，侧壁开窗上颌窦底提升的出血发生率为2%~3%（Zijderveld等，2008；Kim等，2009）。血管神经束损伤的发生率无文献记载。种植体的初始稳定性不足，在很大程度上与骨密度、骨量、种植窝预备和种植体设计相关。在一项系列性病例

研究报道中，有3.9%的病例出现初始稳定性不足（Schwartz-Arad等，2004）。之后，在不到0.5%的病例中种植体脱入上颌窦腔（Schwartz-Arad等，2004；Velich等，2004）。就黏骨膜穿孔的修补而言，尚未明确界定其准确的指征，但如果使用胶原海绵、各种类型的膜或纤维蛋白凝胶能够保存骨移植材料，则视为黏骨膜修补的适应证。

穿牙槽嵴技术

表1也列出了穿牙槽嵴上颌窦底提升的术中并发症。通常，此治疗程序的创伤小于侧壁开窗技术。但是，文献报道的并发症却极其相似，包括黏骨膜穿孔（Pjetursson等，2009a，2009b）、出血（Nkenke等，2002；Tan等，2008）和种植体初始稳定性不足（Fermergård和Åstrand 2008）。穿牙槽嵴上颌窦底提升最常见的术中并发症是黏骨膜穿孔，可以通过捏鼻鼓气试验加以确认（Pjetursson等，2009a，2009b）。但是，此验证方式并不能应对所有的临床情况。纤维内镜是确认穿牙槽嵴上颌窦底提升结果的另一个选择，尽管也有报道说使用此设备检查后仍有一些穿孔未被发现（Nkenke等，2002）。黏骨膜穿孔的一个公认的并发症是骨移植材料移位（Nkenke等，2002）。预计穿牙槽嵴上颌窦底提升和侧壁开窗上颌窦底提升黏骨膜穿孔的发生率类似（Gabbert等，2009），但是因为穿牙槽嵴上颌窦底提升的"闭合"性，该学者认为穿牙槽嵴上颌窦底提升的黏骨膜穿孔存在漏报。已经在前文中进行过讨论，窦腔形态和存在间隔将增加黏骨膜穿孔的风险，也关乎外科程序的选择；也已经明确，种植体存留率和并发症之间无关联（Pjetursson等，2009a）。

供区

自体骨移植的病例，供区也可能发生并发症。口内取骨的潜在并发症包括血管神经损伤或暴露。为了补偿不利的颌位关系和大量垂直向骨增量时，需要进行广泛的上颌重建，这是口外取骨的临床指征。表2概览了口外供区的术中并发症。口内供区包括上颌结节、下颌正中联合和升支。供区位点最常见的术中并发症是神经血管结构的损伤，可以通过3D放射线影像对供区的解剖进行细致而精确的术前评估，以最大限度地减少术中并发症。

表1　侧壁开窗和穿牙槽嵴上颌窦底提升的受区术中并发症

	术中并发症	所报道的发生率
侧壁开窗上颌窦底提升	1. 黏骨膜穿孔 2. 种植体初始稳定性不足 3. 血管损伤导致的出血 4. 种植体脱入上颌窦腔 5. 骨移植材料移位进入上颌窦腔 6. 神经暴露或损伤	10%（4.8%~56%） 3.9% 2%~3% 0.27%~0.47% — —
穿牙槽嵴上颌窦底提升	1. 上颌窦膜穿孔 2. 血管损伤所导致的出血 3. 种植体初始稳定性不足 4. 骨移植材料移位进入上颌窦腔	3.8%（0~26%） — — —

表2　侧壁开窗和穿牙槽嵴上颌窦底提升的供区术中并发症

供区			术中并发症
口内	下颌	颏部	1. 神经暴露或损伤（下牙槽神经或颏神经） 2. 血管损伤导致的出血 　– 下牙槽动脉 　– 颏动脉 　– 颏下动脉 3. 下颌前牙感觉异常
		升支	1. 神经暴露或损伤（下牙槽神经） 2. 损伤下牙槽动脉或舌下动脉导致的出血 3. 下颌骨骨折
口外	髂骨	髂嵴	1. 股外侧皮神经损伤 2. 臀上神经损伤 3. 坐骨神经损伤 4. 臀上动脉损伤
	顶骨	颅盖骨	1. 板障静脉和蝶导静脉损伤 2. 脑膜中动脉损伤 3. 硬脑膜撕裂 4. 颅内出血 5. 空气栓塞 6. 死亡

7.2   术后并发症

表1总结了供区和受区的术后并发症。

Pikos定义了早期并发症和晚期并发症的种类（Pikos，2006）。早期并发症发生于术后的7～10天，通常包括切口出血、鼻出血、感觉异常、感染、创口裂开（图2）、血肿和肿胀（图3和图4）等。晚期并发症较为罕见。术区创口裂开的发生率为2.7%～8.4%（van den Bergh等，2000b；Raghoebar等，2001b；Chiapasco等，2008）。术后感染发生率为2.7%（Pjetursson等，2008），出血的发生率为0.46%（Khoury，1999）～16.6%（Zijderveld等，2005）。文献报道中的术后出血存在巨大差异，可以解释为出血的定义不同。关于血肿的发生率，尚无充分的文献记载。

上颌窦底提升的晚期并发症包括种植体脱落和上颌窦炎（急性或慢性）。据报道，后者在病例中的发生率为2.5%（Chiapasco等，2009），与术前存在的慢性上颌窦炎、黏骨膜肥厚以及拔牙后进行上颌窦底提升的时机具有相关性（Timmenga等，1997）。已有报道，由于黏骨膜穿孔而导致的骨移植材料丧失或失败的发生率分别为1.9%（0～17.9%；Pjetursson等，2008）或1%（0～20%；Chiapasco等，2009）。尽管有人推测，在出现黏骨膜穿孔时使用可吸收性材料（如自体骨）能够使远期并发症的风险最小化，但此假想尚未被科学文献所证实。上颌窦底提升程序之后的潜在并发症包括上颌窦炎和感染。虽然这两种并发症可能主要源自黏骨膜穿孔，但是在无异常的外科程序的手术之后也可能发生上颌窦炎。感染和上颌窦炎可以发生在术后的短期之内，但也可能在几个月之后才显现。由于上颌窦炎的症状与鼻部疾病相类似，所以有时难以从口外检查获得诊断，可能需要几次随访时的CT扫描才能确诊。

上颌窦底提升的另一个可能的后遗症是骨增量不足。虽然这种结果不属于严格意义上的并发症，但会对随后的种植体植入产生影响。如果未能获得充足的骨增量，则可以考虑采用穿牙槽嵴技术植入种植体，但是这种处理方法所要求的临床参数尚不明确。

鉴于经过窦底提升所形成的骨组织相对脆弱，获得充足的骨增量是上颌窦底提升手术的基本目标。如果上颌窦底提升同期或分阶段种植均不能获得理想的种植体初始稳定性，则需要延长愈合期。然而，如果在随访期间种植体的动度显现，延长愈合时间对于重新获得种植体稳定性并无任何益处。在这种情况下，需要取出种植体，经过再次认真检查之后考虑更换种植位点。

取骨的供区位点可能出现术后感染、感觉异常和血肿等（表1）。感觉异常是下颌正中联合常见的并发症，文献报道术后的发生率为病例的10%～50%（Chiapasco等，1999；Clavero和Lundgren，2003；Nkenke等，2001，2002；Raghoebar等，2001a，2007；Misch，1997）。在8%的病例，感觉异常的持续时间可长达1年之久。在下颌升支，感觉异常的病例达到5%，持续性感觉紊乱超过1年的病例占0.5%（Chiapasco等，2008，2009）。目前，口内供区的选择是下颌升支。

表1　上颌窦底提升的受区术后并发症

	术后并发症	所报道的发生率
侧壁开窗上颌窦底提升	1. 种植体脱落 2. 创口裂开 3. 感染 4. 上颌窦炎 5. 骨移植材料全部或部分丧失 6. 出血 7. 血肿 8. 移植骨坏死 9. 骨量不足 10. 形成囊肿 11. 空气栓塞 12. 疼痛（暂时或长期）	2.3% ~ 12.1% 2.7% ~ 8.4% 2.7% 2.5% 1%（0 ~ 20%） 1.9%（0 ~ 17.9%） 0.46%，16.6% — — — — —
穿牙槽嵴上颌窦底提升	1. 种植体脱落 2. 上颌窦炎 3. 感染	4%（0 ~ 17%，64个月） — —

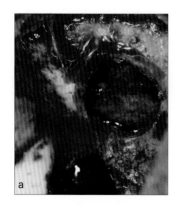

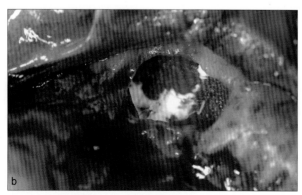

图1a，b　黏骨膜穿孔，使用胶原膜修补

在萎缩的上颌后部植入理想长度的种植体，侧壁开窗上颌窦底提升是一项切实可靠的技术。然而，的确存在种植体失败。大约3年之后，种植体的平均存留率为94.2%。粗糙表面种植体的平均存留率是97.7%，而机械光滑表面为87.9%。

如果黏骨膜的穿孔较小（<10mm），且骨移植材料可以保留在原位，就是黏骨膜穿孔修补指征。用于修补的材料包括可吸收性膜（如胶原膜）、纤维蛋白胶和同种异体组织片（图1）。自体骨移植或可吸收性骨移植材料，可以将骨移植材料扩散进入上颌窦腔所导致的感染风险降到最低。但是，这一假说仍然缺乏科学证据的支持。

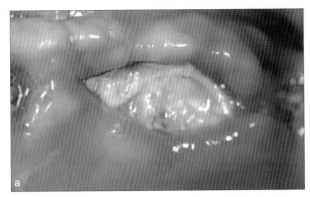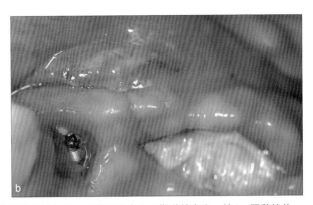

图2a，b　软组织裂开，发生于侧壁开窗上颌窦底提升、同期和分阶段种植之后。前磨牙位点为同期种植方案，植入1颗种植体；在远中位点，选择分阶段种植方案，使用PRP（富血小板血浆）和可吸收性膜。愈合阶段的早期发现有软组织裂开和水肿。多数此类病例，通过服用抗生素和常规清洁位点，可以获得软组织封闭和愈合

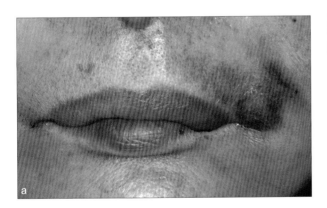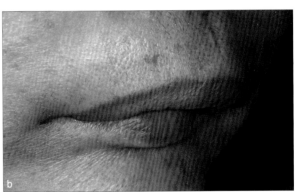

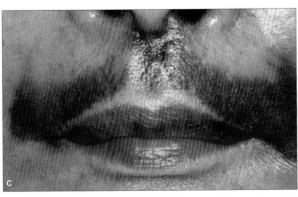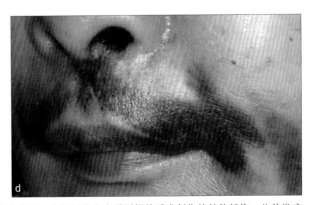

图3a～d　上颌窦底提升之后的皮下出血（血肿），不仅可以发生在术区，也可以发生在受到额外手术创伤的其他部位。此并发症难以预测，应在术前获得知情同意

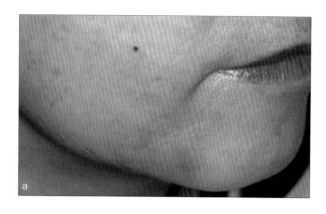
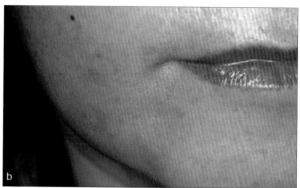
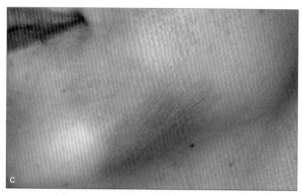
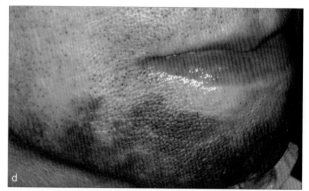

图4a~d　下颌升支（a~c）和颏部（d）取骨之后的皮下出血（血肿）。通常，取骨程序要比上颌窦底提升本身的创伤更大。多数病例会发生术后疼痛和肿胀。知情同意的内容应包括术后症状

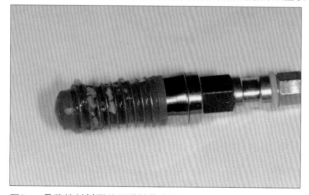
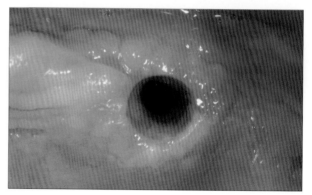

图5a　骨移植材料附着于种植体表面　　　　　　　图5b　取出种植体之后的位点

　　作为骨结合失败的结果，可能发生种植体松动。有动度的种植体几乎不会获得成功的骨结合，对此类病例需要取出种植体并重新治疗。图5a显示的是一颗表面附着骨移植材料的种植体。种植体的动度可能发生于愈合期的过度负荷、增量位点不成熟、感染或初始稳定性不足等。在取出种植体的多数病例，出血会很少，并且自然愈合（图5b）。

7.3 失败和并发症病例报道

以下所报道的病例阐明了与上颌窦底提升相关并发症的范围和其潜在严重性。

7.3.1 黏骨膜穿孔

E. Lewis

70岁男性患者，曾经过复杂的拔牙术将上颌左侧后牙拔除。患者健康，不吸烟，否认该部位存在任何不适症状。

临床检查显示，患者为牙列缺损。上颌左侧缺失第二前磨牙、第一磨牙、第二磨牙和第三磨牙（图1和图2）。余留后牙已被过度修复，但维护良好。对颌有一个四单位的固定修复体。口腔卫生状况满意，无活动性牙周病征象。上颌左侧后部牙槽嵴的特点是水平向宽度充足，被覆健康黏膜。

曲面体层放射线片显示上颌左侧后部骨高度不足（图3）。

与患者讨论了以下方案：
1. 不予治疗。
2. 可摘局部修复体。
3. 种植体支持的固定修复体（FPD）。

在与患者详细讨论之后，他选择外科治疗。制订的治疗计划如下：
1. 自体骨增量的上颌窦底提升。
2. 愈合6个月之后，在上颌左侧第二前磨牙和第二磨牙位点植入种植体。
3. 戴入三单位的固定修复体。

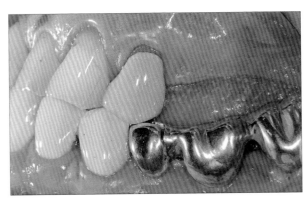

图1 患者咬合时左侧后部的口内照片

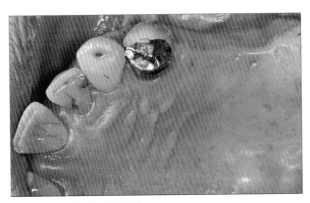

图2 上颌左侧后部的殆面观

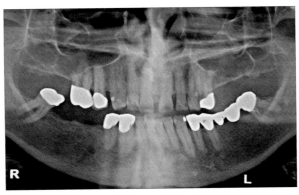

图3 术前曲面体层放射线片显示上颌左侧后部的骨高度不足

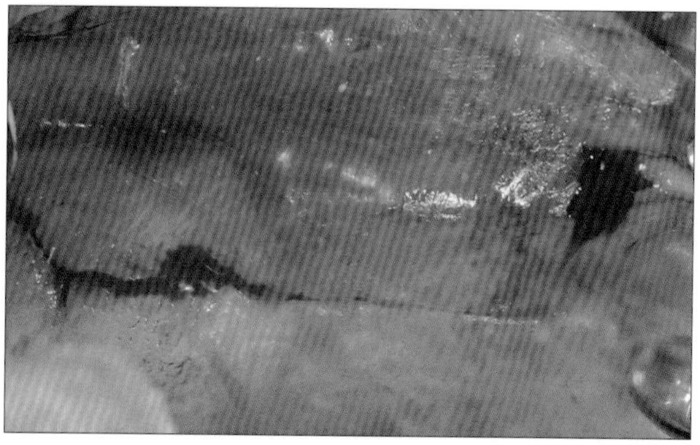

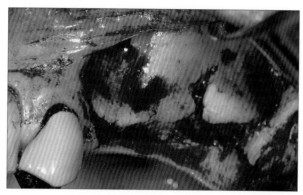

图4　牙槽嵴顶正中切口和近中、远中松弛切口的殆面观

图5　翻黏骨膜瓣、暴露上颌骨侧壁，后部的颊侧牙槽嵴有先前的骨折线

患者知情同意后，在门诊局部麻醉下实施手术。上颌左侧后部做牙槽嵴顶正中切口和近中、远中的垂直向松弛切口（图4），随后翻全厚黏骨膜瓣、暴露上颌骨外侧骨骨壁（图5）。上颌左侧第一磨牙位点的颊侧骨板可见垂直向缺损，内充满纤维组织，可能是先前较大的颊侧骨板骨折的结果。

刮除缺损处的纤维组织，使用超声骨切割系统（Mectron SpA，Carasco，Italy）的骨切割工作尖（OT1和OT5）在上颌侧壁预备出约为12mm×8mm的卵圆形截骨线（图6）。一旦截骨线预备完成，即使用超声骨刀的提升工作尖（EL1）从窦底初步剥离上颌窦膜，用上颌窦剥离子由下至上完全提升黏骨膜。然而，由于黏骨膜黏附于颊侧骨板缺损处，此时出现了一个较大的穿孔（图7）。完成黏骨膜提升之后，发现黏骨膜有直径约1cm的穿孔。将卵圆形的骨窗骨块旋入上颌窦，形成植骨区的顶壁。最后，修剪出一小块可吸收性胶原膜（Bio-Gide®；Geistlich Pharma AG，Wolhusen，Switzerland），并将其仔细地覆盖于黏骨膜缺损处（图8）。

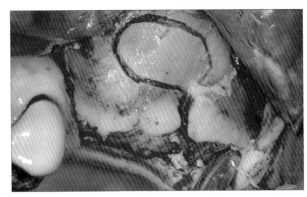

图6　侧壁的截骨线，在颊侧骨板先前的骨折处有纤维组织

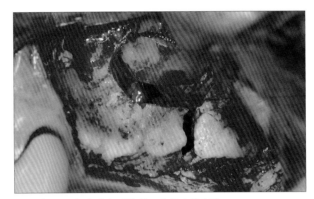

图7　提升上颌窦膜之后发现一个较大的穿孔

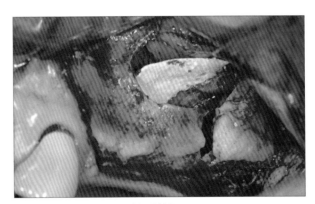

图8　植入胶原膜、覆盖黏骨膜缺损

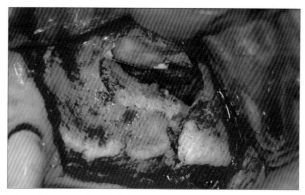

图9 将DFDBA 植入上颌窦底

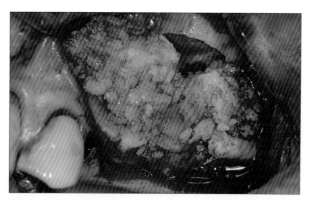

图10 完成DFDBA的植入

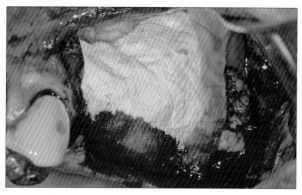

图11 用胶原膜覆盖整个骨移植材料

将2cm³的同种异体脱矿冻干骨（DFDBA，Regenaform®，Exatech，Gainsville，Florida，USA）置于温浴器（43~49℃）中5分钟，随后移植于术区（图9和图10）。使用剥离子和充填器，将移植材料轻柔地由下至上分层置入上颌窦腔，确保胶原膜仍在原处覆盖缺损。一旦获得足够的骨高度（约12mm），即将剩余的移植材料覆盖于上颌窦骨窗处。将大块可吸收性胶原膜（Bio-Gide®，Geistlich Pharma AG，Wolhusen，Switzerland）覆盖于骨移植材料的表面，并将靠近嵴顶的屏障膜边缘塞入腭侧黏膜下方（图11）。

用无菌生理盐水仔细冲洗之后，复位黏骨膜瓣，用4-0可吸收性编织缝线（vicryl）缝合（图12）。治疗程序完成之后，进行骨移植材料的术后CBCT基准扫描（图13）。

常规术后医嘱，并特殊强调上颌窦预防措施。所开处方包括：口服1周抗生素（阿莫西林500mg，每天3次）和止痛药，0.12%葡萄糖酸氯己定漱口。

手术1周之后随访，检查术区可见切口闭合、无感染。拆除剩余缝线，嘱患者上颌窦预防措施再持续1周。

上颌窦底提升6个月之后，局部麻醉下在上颌左侧第二前磨牙位点和第二磨牙位点植入种植体。做牙槽嵴顶正中切口，翻小黏骨膜瓣。随后，应用外科导板，并按照标准的预备程序制备种植窝。使用Astra Tech种植体系统（Astra Tech Dental, Molndal, Sweden），分别在上颌左侧第二前磨牙位点和第二磨牙位点植入4.0S 13mm和5.0S 9mm OsseoSpeed种植体。一段式外科程序，植入过程无异常。种植体植入之后，即刻拍摄曲面体层放射线片（图14～图16）。

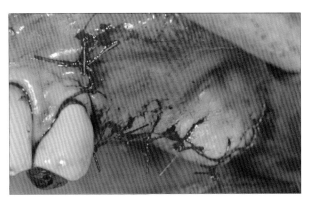

图12　可吸收性缝线间断缝合、初期创口关闭

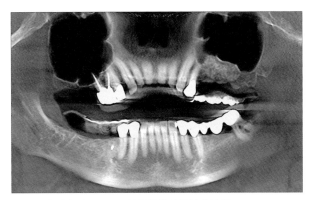

图13　术后全景CBCT，显示骨增量的基准情况

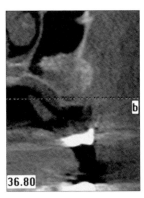 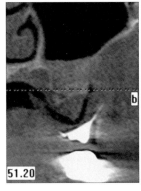

图14　术后CBCT断层，显示上颌左侧第二前磨牙位点的垂直向骨增量　　图15　术后CBCT断层，显示上颌左侧第二磨牙位点的垂直向骨增量

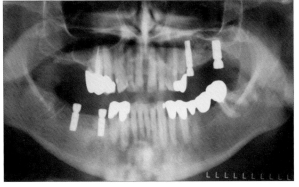

图16　种植体植入之后，即刻拍摄的曲面体层放射线片

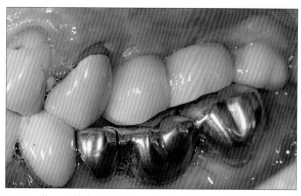

图17 戴入三单位固定修复体6个月之后，左侧后部牙列的口内观

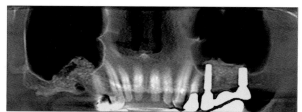

图18 种植体植入12个月之后的全景CBCT

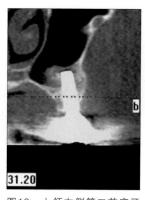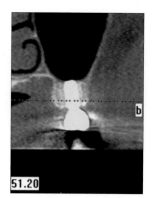

图19 上颌左侧第二前磨牙种植体植入12个月之后的CBCT断层

图20 上颌左侧第二磨牙种植体植入12个月之后的CBCT断层

随后，用三单位的固定修复体为患者修复。图17～图20 显示为种植体植入之后6～12个月时的临床和放射线检查所见。

总而言之，本病例阐明了如何处理上颌窦膜的明显穿孔（发生于上颌窦底提升）。上颌窦底提升的黏骨膜穿孔并不罕见，尤其是存在解剖异常时。如在本病例中，先前可能发生了颊侧骨板骨折，导致瘢痕形成和上颌窦膜黏附于骨折线。本报道表明使用胶原膜作为屏障可成功治疗黏骨膜穿孔，按照这种标准方式进行仔细术后随访，可以完成整个治疗程序。还要强调的事实是，发生上颌窦膜穿孔并不会影响病例的成功。

临床建议

在上颌窦底提升中，上颌窦黏骨膜穿孔这一并发症通常难以预料。可以通过术前拍摄的CBCT评估上颌窦的骨解剖和黏骨膜厚度，上颌窦腔的形态复杂。有时，只有在手术过程中才能发现相关问题。

应检查上颌窦膜穿孔的大小和位置。小穿孔可以不改变外科方案，而大穿孔应该用可吸收性缝线即刻修补或用屏障膜（如胶原膜）隔离。术后早期阶段应对患者严密随访，并告知严格的注意事项以防窦腔压力增高。如果存在多个穿孔或穿孔非常大，应考虑终止手术程序，关闭创口允许该区域愈合。根据穿孔的性质，之后可尝试再次手术。

超声骨切割系统已经用于临床。超声骨切割技术有助于避免侧壁骨开窗时的黏骨膜穿孔。使用各种直和弯剥离子进行仔细的外科操作，有助于从上颌窦腔的骨壁上完整剥离上颌窦膜。

7.3.2 上颌窦底提升、垂直向和水平向牙槽嵴骨增量术后的软组织裂开和处理

H. Katsuyama

42岁女性患者，下颌种植治疗之后，要求进行上颌固定修复。推迟手术以治疗上颌窦炎，直到确认上颌窦健康。

上颌右侧后牙从第一前磨牙至第二磨牙缺失（图1）。值得注意的是，患者有双侧髋关节置换史。

缺牙区CT扫描，检查局部解剖状态并制订术前治疗计划。发现上颌窦底菲薄。此外，由于颌位关系存在差异，单独进行上颌窦底提升无法完全解决所存在的临床问题。虽然上颌窦腔本身未见异常，但确认上颌窦底骨壁损伤（图2）。建议等待骨壁愈合，然后再进行上颌窦底提升联合垂直向和水平向牙槽嵴骨增量。详细告知患者外科程序，患者接受治疗的风险和获取大量自体骨的需求。由于患者有双侧髋关节置换史，排除髂嵴作为供区。

因此，决定从胫骨取骨（图3）。虽然胫骨是松质骨的理想供区，但是皮质骨的骨量有限。做外展松弛切口，翻黏骨膜瓣进行侧壁开窗上颌窦底提升（图4）。应用常规方法制备骨窗，上颌窦腔内植入自体骨和β－磷酸三钙的混合骨移植材料（图5）。植入更多的骨移植材料进行垂直向和水平向骨增量，然后加盖钛网（图6）。用数个螺钉固定钛网，确保骨增量区的稳定（图7）。做骨膜松弛切口、将瓣对位，使用薇乔（Vicryl）缝线（Johnson & Johnson Medical，Cornelia，Georgia，USA）缝合，获得无张力的初期软组织关闭（图8）。治疗程序结束之后，进行CT扫描确认外科效果（图9）。可见骨增量的三维效果理想，提升后的黏膜完整，水平向和垂直向骨移植满意。上颌窦腔充满了血液或渗出物。

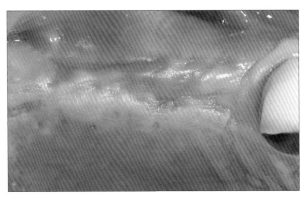

图1 术区的术前观。膜龈联合接近牙槽嵴顶，黏膜健康

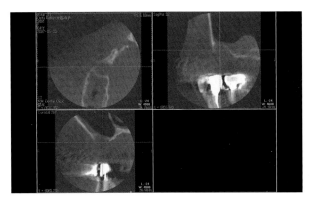

图2 CT扫描显示垂直向和水平向骨量受限。已经确认颌位关系不良。计划进行上颌窦底提升联合垂直向和水平向牙槽嵴骨增量。由于需要大量的骨，所以在全身麻醉下实施手术

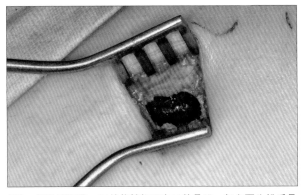

图3 从胫骨取骨。虽然能够切取充足的骨量，但主要为松质骨

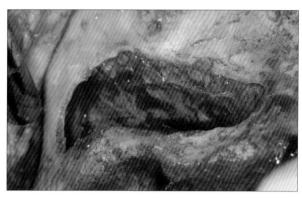

图4 使用球转和传统器械等常规技术制备侧壁骨窗。未见黏骨膜穿孔

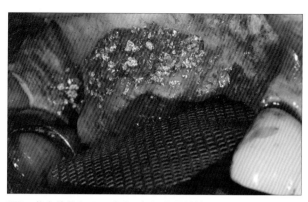

图5 将自体骨和β－磷酸三钙混合骨材料植入上颌窦腔

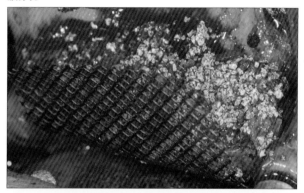

图6 在水平向和垂直向植入骨移植材料后，修剪和覆盖钛网，维持空间以及稳定自体骨和β－磷酸三钙复合材料

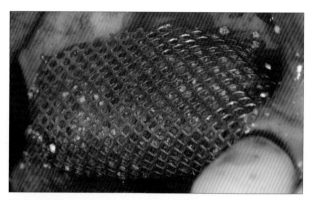

图7 用螺钉固定钛网

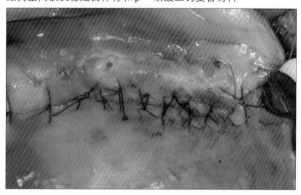

图8 做骨膜松弛切口，并通过合适的瓣设计，完成初期创口关闭。使用薇乔（Vicryl）缝线保证瓣的对位

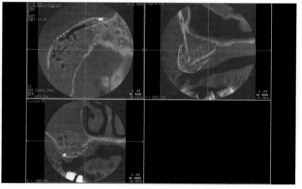

图9 上颌窦底提升和三维度的牙槽嵴骨增量完成之后进行CBCT扫描。可见骨增量区的三维状况理想

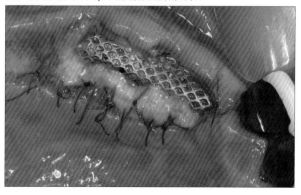

图10 1周之后，观察到软组织裂开并发黏膜坏死。进行局部口腔冲洗防止感染，包括杀菌剂（0.2% 苄索氯铵；Nippon Shika Yakuhin, Yamaguchi, Japan）和抗生素凝胶（0.1%硫酸庆大霉素凝胶；MSD KK, Tokyo, Japan）

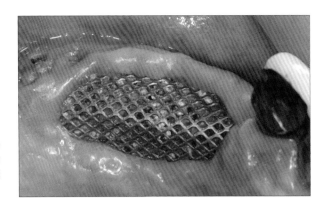

图11 术后2个月时的临床观。注意：钛网和颊侧固位螺钉暴露。进行口腔冲洗，包括杀菌剂（0.2% 苄索氯铵；Nippon Shika Yakuhin，Yamaguchi，Japan）和抗生素凝胶（0.1%硫酸庆大霉素凝胶；MSD KK，Tokyo，Japan）

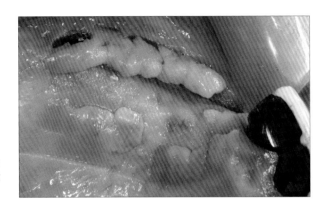

图12 钛网取出后1个月时的临床状况（术后3个月取出钛网）。虽然钛网下方的骨移植材料被软组织覆盖，但软组织状况并不理想

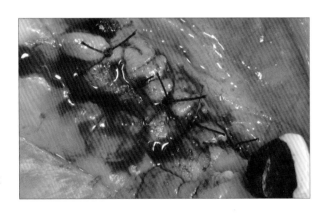

图13 在首次手术5个月、取出钛网后2个月之后，同期进行软组织成形和种植体植入，应用潜入式愈合方案

术后不久，发现创口裂开，但无任何感染征象（图10）。虽然无感染症状，但嘱患者在暴露的钛网处预防性应用抗生素凝胶。也告知患者每天2次进行口腔冲洗，包括杀菌剂（0.2% 苄索氯铵；Nippon Shika Yakuhin，Yamaguchi，Japan）和抗生素凝胶（0.1% 硫酸庆大霉素凝胶；MSDKK，Tokyo，Japan）。钛网留在原位，等待其下方组织成熟。要求患者定期回访，确认一直无感染。在2个月的回访时，钛网的中央部分和颊侧固位螺钉暴露，未见任何感染症状（图11）。在3个月随访时，取出钛网，钛网下方为新形成的组织。为了获得理想的组织形态，虽然这次对创口裂开进行了外科处理，但是创口愈合不理想，再次裂开。这种情况可以正常愈合（图12）。2个月后，在骨增量区植入种植体，同期进行软组织成形手术，采用潜入式愈合方案（图13）。由于反复的软组织手术，黏膜变得脆弱，种植体周围的软组织愈合不理想（图14），尤其是颊侧的前庭沟较浅（图15）。最后一步是使用CO_2激光进行前庭沟成形，以改善软组织状况（图16）。

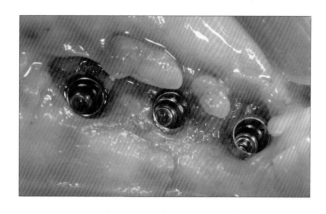

图14　植入Straumann标准美学种植体（常规颈，直径4.1mm，长度12mm）1个月之后的临床观。由于软组织脆弱，种植体平台暴露、颊侧软组织状况不理想

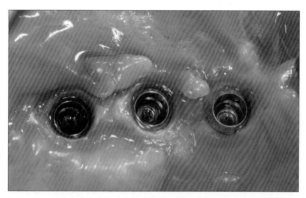

图15　种植体植入2个月之后的临床观。颊侧的软组织异常显而易见。注意：颊侧前庭较浅

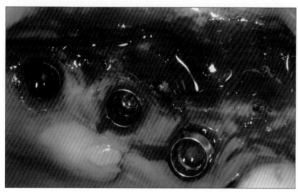

图16　使用CO_2激光进行前庭沟成形，改善颊侧的软组织状况

总而言之，本病例阐述了高度复杂的骨移植程序中所发生的一个典型并发症。该治疗程序不仅需要提升上颌窦底，而且还要在缺损区获得侧向和垂直向骨增量、用钛网维持空间。因为黏膜的应力过大且瓣边缘的血供较差，创口裂开是主要的并发症。细致的术后护理是处理此类并发症的关键，也应当高度重视创口裂开所导致的糟糕的软组织状况，并且进行软组织处理也极其困难。

临床建议

上颌窦底提升联合三维度的骨增量是一项高度复杂的治疗程序，不仅要获得理想的骨增量，而且要进行软组织处理。上颌窦底提升联合三维度的硬组织增量应遵循以下条件：

- 软组织健康。
- 术区周围无炎症。
- 充足的血供（考虑瓣的设计、切口线和瓣的处理）。
- 训练有素、经验丰富的外科医师（能够处理任何可能发生的并发症）。

7.3.3 术中未发现黏骨膜穿孔导致的上颌窦炎

H. Katsuyama

62岁女性患者，就诊寻求上颌右侧后牙的种植治疗。拔除第二磨牙2个月之后，实施上颌窦底提升和分阶段种植的治疗方案（图1）。术前CBCT扫描未显示上颌窦底提升的绝对或相对禁忌证。建立手术入路并通过侧壁开窗提升上颌窦底膜之后，将自体骨和β－磷酸三钙混合材料植入上颌窦底。术中未发现黏骨膜穿孔。术后的曲面体层放射线片显示，骨移植材料已经通过位于后部的黏骨膜穿孔漏入上颌窦腔，而术中并未发现黏骨膜穿孔（图2）。CBCT清晰显示移植物已经移位（图3）。术后1个月后的愈合无异常，曲面体层放射线片显示骨增量区变为均匀清晰的圆形影像（图4）。对术区不做任何特殊处理，只是待其进一步成熟。手术4个月之后，因为术区出现症状，患者回门诊复诊。CBCT检查清晰显示右侧上颌窦有感染（图5）。因此，开始进行抗生素治疗，使用左氧氟沙星水合剂（可乐必妥 500 mg；Daiichi Sankyo, Japan）联合L－羧甲司坦（羧甲司坦500 mg，每天3次；Kyorin Pharmacuticals，Japan），持续2周。这一疗程结束后，患者的不适感消失。但是，又过了2个月，患者由于鼻部症状返回就诊。CBCT检查证实有双侧上颌窦炎（图6）。开始新一疗程的抗生素治疗（磷霉素钙500mg，每天3次超过14天；Foxmicin，Meiji，Japan），但仍未控制感染。在得出单独使用抗生素治疗并不能解决问题的结论后，决定在局部麻醉下对病变的上颌窦进行外科清创。清创后拍摄曲面体层放射线片（图7）。尽管大部分骨移植材料已被清除，但仍可见一些阻射的余留物。清创之后，症状消失。然而，侧壁开窗时不利的切口线和翻瓣导致了口腔上颌窦瘘的形成，需要再次手术以关闭瘘口（图8）。术后愈合无异常。感染症状和体征消失，并且根据CBCT的放射线检查，最终证实了上颌窦炎的彻底治愈（图9）。

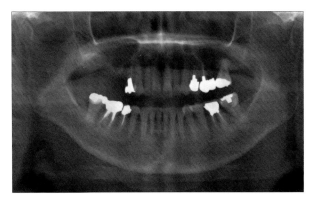

图1 上颌右侧第二磨牙拔除2个月之后的术前状况。计划分阶段的方式植入种植体

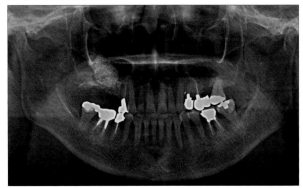

图2 上颌窦底提升无异常，并植入β－磷酸三钙和自体骨混合材料。曲面体层放射线片显示骨增量区不清晰，移植材料密度低

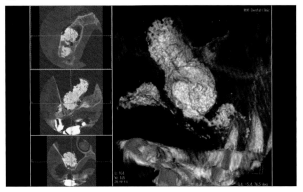

图3 CT扫描显示，骨移植材料漏入上颌窦腔。术中未发现黏骨膜穿孔，但由于拔牙位点的上颌窦膜脆弱，黏骨膜穿孔已经发生

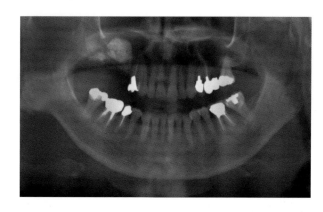

图4　手术1个月之后的曲面体层放射线片。移植材料稳定，但后部的体积由于移植材料移位而减少

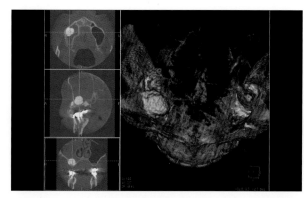
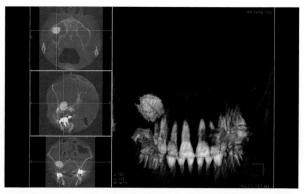

图5和图6　根据临床症状和患者主述的不适，疑似上颌窦炎。CT扫描证实了右侧上颌窦炎的存在（图5）。医嘱抗生素治疗。最初症状减轻，抗生素治疗2个月之后，患者主述双侧上颌窦区疼痛。CT证实上颌窦炎已经发展至双侧窦腔，嘱患者再进行1个疗程的抗生素治疗

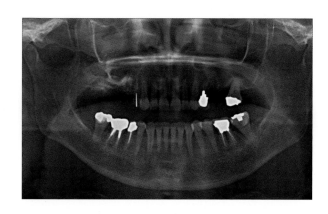

图7　右侧上颌窦清创后拍摄的曲面体层放射线片。虽然已经清除绝大多数的骨移植材料，但是在嵴顶处仍然可见一些阻射的骨代用品

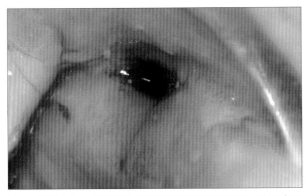

图8　清创的切口线位于上颌窦侧壁原始骨窗表面，遗留有瘘管。无溢脓

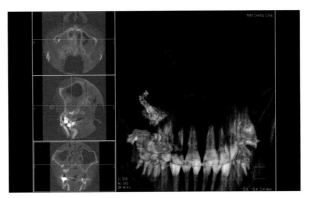

图9　CT扫描证实上颌窦炎已消失

总而言之，本病例展示了上颌窦底提升的一种典型的晚期并发症。骨移植材料通过未被发现的黏骨膜穿孔脱入上颌窦腔导致上颌窦炎是一种假设。因此，必须进行术后评估以证实这一假设。某些病例，一旦发生上颌窦炎则难以治疗，必须做出决策是单纯使用抗生素治疗就足够，还是应该联合外科清创清除感染。

临床建议

临床医师应意识到上颌窦膜穿孔将增加感染的风险，需要对此进行仔细评估。临床建议汇总如下：

- 如果在术中证实有黏骨膜穿孔，则不选择不可吸收性骨移植材料。更倾向于选择可吸收性材料，如自体骨和/或合适的骨代用品。
- 强烈建议拍摄术后放射线片。如果有感染的症状或体征，需要考虑额外的诊断检查，如CBCT。

- 如果上颌窦炎无任何急性感染症状，如出血或溢脓，则首选抗生素治疗。
- 如果单独使用抗生素治疗不能解决问题，应考虑将外科清创作为首选治疗。
- 不能处理此类并发症的医师，应考虑将患者转诊至专科医师处。
- CBCT和MCT是检查上颌窦腔的有效且便捷的技术，但是因为涉及辐射暴露，多次进行此类检查时，均应仔细考量并与患者商议。
- 如果计划对上颌窦底相关的并发症进行上颌窦腔的外科清创，切口线不应位于先前的骨窗处。由于血供较差，此位置出现创口裂开的风险很高。
- 计划在拔牙位点周围进行上颌窦底提升，需要细致地检查，因为愈合中的牙槽窝与上颌窦腔存在贯通的风险。
- 拔牙位点黏骨膜穿孔的风险较高，因为这种情况下上颌窦底在接近根尖的牙槽窝处的轮廓不规则。

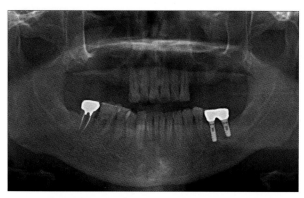

图1　上颌左侧前磨牙和磨牙拔除2个月之后，初诊时的状况

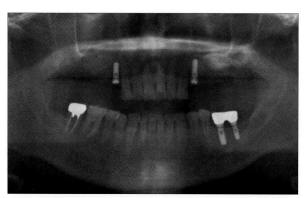

图2　双侧种植体植入（第一前磨牙位点）和双侧上颌窦底提升之后的曲面体层放射线片。左侧发生了较大的上颌窦膜穿孔。注意：显示左侧上颌窦后部的骨移植材料不规则。左右两侧使用的是不同的骨移植材料（右侧上颌窦：自体骨和羟基磷灰石／β－磷酸三钙复合材料；左侧上颌窦：自体骨和β－磷酸三钙），所以阻射程度不同

7.3.4　修补黏骨膜穿孔的不可吸收性屏障膜残片导致的双侧上颌窦感染

H. Katsuyama

45岁男性患者，来我中心寻求双侧上颌后牙的固定种植修复。10年前患者接受了下颌左侧的种植治疗。本次就诊的3个月之前，拔除了上颌左侧的后牙。临床检查显示软组织愈合无异常。计划进行上颌窦底提升程序，曲面体层放射线片和CBCT扫描未见任何病变和解剖异常（图1）。进行侧壁开窗上颌窦底提升并在双侧前磨牙位点同期植入种植体。术中未发现右侧上颌窦有黏骨膜穿孔，左侧上颌窦有一个大的黏骨膜穿孔（图2）。使用硅膜加强的胶原海绵（Olympus Terumo Biomaterials，Tokyo，Japan）修补穿孔，并通过手术显微镜直视证实已经完全覆盖穿孔部位。术后的曲面体层放射线片显示修补失败，骨增量区的后部有增量材料的丧失。右侧上颌窦植入自体骨和复合骨代用品（羟基磷灰石和β－磷酸三钙），左侧上颌窦植入自体骨和可吸收性β－磷酸三钙以避免骨移植材料进入上颌窦腔。术后早期阶段，双侧上颌窦未观察到感染征象。

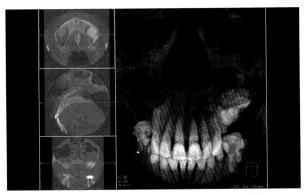

图3 双侧上颌窦增量2个月之后的CBCT扫描。左侧上颌断层显示窦腔内的充融已经超过一半，证实上颌窦炎。可能的原因是黏骨膜穿孔和血性渗出。右侧上颌断层显示上颌窦黏膜有些肥厚

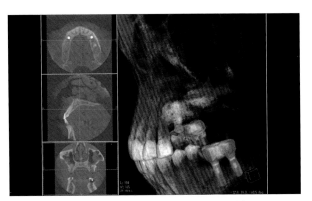

图4 又过了2周之后的CBCT扫描（上颌窦底提升10周之后）。此时上颌窦炎已经发展到双侧，患者主诉有左侧鼻腔出血。注意：蜘蛛网状的黏膜肥厚

手术2个月之后，患者复诊主诉口腔内有出血。拍摄CBCT以明确诊断，发现左侧上颌窦有黏骨膜穿孔（图3）。开始使用抗生素治疗，但是并未阻止上颌窦炎在此后2周的持续发展（图4）。CBCT扫描显示上颌窦炎已经发展到双侧，且有蜘蛛网状的黏膜肥厚。嘱患者进行第二疗程的抗生素治疗。尽管仍有轻度出血进入口腔，其他症状逐渐减轻。随后，左侧上颌窦清创并取出用于加强胶原海绵的硅膜。本次手术之后，双侧上颌窦的感染症状消失（图5）。但在6周之后，患者主述右侧有鼻部症状，并再次有出血进入口腔内。CT扫描显示右侧上颌窦感染复发（图6）。本次的治疗决定进行外科根治术，经侧壁开窗去除右侧上颌窦内所有感染的黏骨膜。在住院完成上颌窦腔根治术之后，在位于双侧第一前磨牙位点的2颗种植体上安装自固位（Locator）附着体以固位局部义齿。

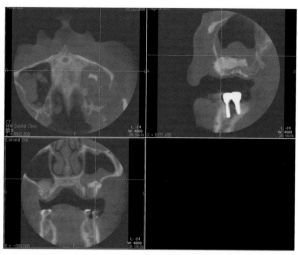

图5   抗生素治疗之后，对左侧上颌窦进行清创，清除所有的硅膜残片。CBCT证实双侧上颌窦的炎症已经消失

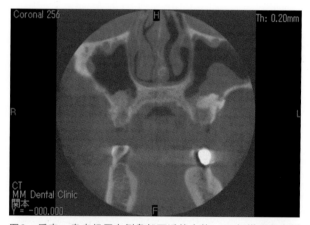

图6   后来，患者经历右侧鼻部不适的症状。CT扫描显示右侧上颌窦壁上有些余留残片。诊断为上颌窦炎复发后，进行根治术清除右侧上颌窦内所有感染的黏骨膜

本病例总结如下：上颌窦炎可能不仅在黏骨膜穿孔的同侧发展，也可能发生于未穿孔的对侧，且原因不明。某些病例，一旦发生上颌窦炎，单独使用抗生素难以治愈。

临床建议

在本病例，由于需要较强的支撑，使用了硅膜加强的胶原海绵来修补上颌窦的穿孔。但是胶原彻底吸收后余留的任何不可吸收性硅，都有潜在增加上颌窦炎的风险。

– 对于任何已证实上颌窦膜穿孔的病例，最好选用可吸收性骨移植材料。只有在成功地修补上颌窦膜穿孔之后，才能进行材料移植。
– 如果黏骨膜穿孔太大而不能支撑骨移植材料和屏障膜时，则不属于介入性黏骨膜修补的指征。黏骨膜修补成功的概率取决于穿孔的大小、在上颌窦腔的部位和上颌窦腔的形态。一旦终止上颌窦底提升，至少要留出6个月时间允许黏骨膜完全愈合。在绝大多数病例，再次尝试上颌窦底提升将会更为复杂，应该考量其他的替代治疗方案。
– 对于近期拔牙的位点，由于上颌窦底不规则和纤维粘连，上颌窦膜穿孔的风险较高。如果在拔牙时已证实拔牙窝和上颌窦底贯通，则需要充足的愈合时间。

7.3.5 骨结合失败导致的种植体脱落

H. Katsuyama

60岁男性患者，寻求修复治疗。仅在下颌前部剩余天然牙，患者的愿望是双颌行种植体支持式固定修复。每天吸烟10支以上，但无任何系统性疾病。上颌的软组织状况欠佳，包括有溃疡和在前部牙槽嵴处松软（图1）。下颌的骨量充足，但是上颌骨严重萎缩（图2和图3）。治疗计划为下颌固定修复，上颌采用在种植体植入之前先行上颌窦底提升的分阶段治疗方案。进行CBCT扫描、仔细评估上颌解剖，结果显示右侧上颌窦膜轻度肥厚且双侧皮质骨菲薄（图4和图5），不能选择上颌窦底提升同期植入种植体。因此，计划进行分阶段种植方案，开始用自体骨和骨代用品（羟基磷灰石颗粒）进行上颌窦底骨增量，然后再次手术植入种植体。颊侧皮质骨菲薄、脆弱，所以在进行局部麻醉时被针头刺穿。制备骨窗和提升上颌窦膜极其困难，甚至在浸润麻醉过程中就发生了双侧上颌窦膜穿孔。双侧的黏骨膜穿孔均成功修补，术后曲面体层放射线片检查未发现骨移植材料丧失的征象（图6）。愈合6个月之后，在每侧提升后的上颌窦位点植入2颗种植体。由于皮质骨和增量位点的密度低（图7），未获得理想的初始稳定性（小于15N·cm）。采用潜入式愈合方案，并用软衬材料重衬总义齿。1个月之后，右侧远中的种植体出现松动，将其取出（图8）。接下来脱落的种植体是左侧近中的种植体，最终，所有的种植体均脱落（图9和图10）。笔者放弃尝试再次进行上颌窦底提升，而制作了总义齿。

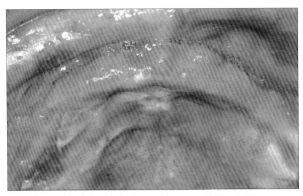

图1 初诊时的上颌软组织状况。注意：黏膜溃疡和颜色发白

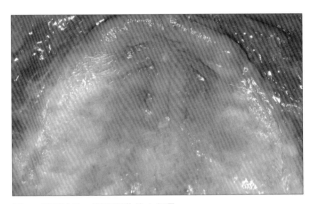

图2 牙列缺失、严重吸收的上颌骨

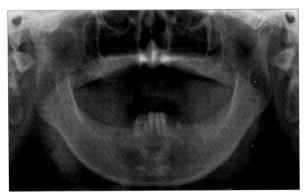

图3 曲面体层放射线片显示上颌骨重度吸收

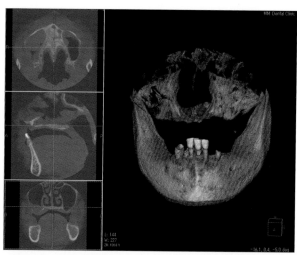

图4 用于制订初始治疗计划的CT扫描。双侧上颌窦显示窦底和侧壁的皮质骨骨板菲薄。右侧上颌窦可见黏膜增生

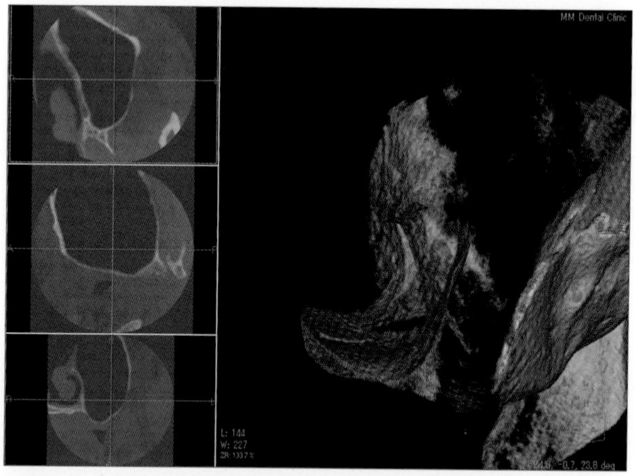

上颌和下颌的治疗计划是种植体支持式固定修复体。由于骨高度不足，上颌采取分阶段种植方案，先进行骨增量，再次手术植入种植体。

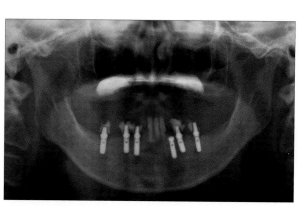

图5 左侧上颌窦的放大影像。上颌窦腔的底部和颊侧骨壁厚度仅为1~2 mm，未见松质骨成分

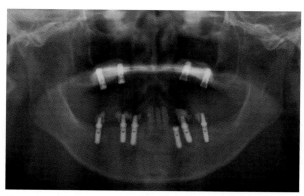

图6 分阶段种植方案，先进行双侧侧壁开窗上颌窦底提升。上颌窦颊侧骨壁菲薄、脆弱，术中证实颊侧骨壁穿孔。分阶段种植方案的第一步获得成功

图7 愈合6个月之后，不翻瓣方法植入了4颗种植体。4颗种植体均获得了初始稳定性，但最终植入扭矩均小于15N·cm

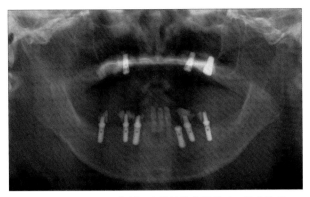

图8 愈合1个月之后，右侧远中种植体出现松动，将其取出

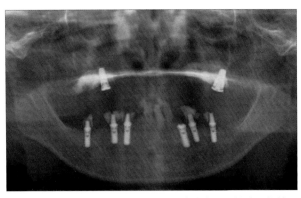

图9 种植体植入8周之后，左侧近中种植体出现松动，将其取出

总而言之，菲薄的皮质骨是上颌窦底提升的一项风险因素。即使上颌窦底提升获得成功，由于新骨形成的潜力低，可能会影响新骨成熟。对此类病例，可以考虑口外取骨，切取具备骨生成潜能的大量自体骨移植材料，用以补偿骨愈合潜能的不足。

对于任何种植治疗，吸烟都是一项风险因素。尤其是涉及上颌窦底提升程序时，吸烟是外科并发症和种植体低存留率的主要风险因素。如果需要额外取骨或更加复杂的手术，年龄可能是一项风险因素。

临床建议

对于皮质骨菲薄的患者应考虑2项风险因素：种植体初始稳定性低和成骨能力差。这种条件极差的病例，应使用具有骨生成潜能的自体骨。

- 上颌骨严重吸收通常是以皮质骨菲薄为特征。对此类病例，通常需要三维度骨增量。
- 对于重度吸收的上颌骨，为了获取充足的骨量和增加骨生成潜能，可以考虑从口外切取自体骨。
- 对牙列缺失患者，种植体愈合期间的关键是控制功能性负荷力量。推荐采用种植体潜入式愈合方案以减少过度负荷的风险。

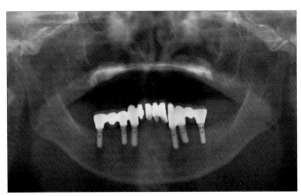

图10 最终，种植体植入10周之后，所有的上颌种植体均因松动而脱落

7.4 结论

经过正确的诊断和审慎的治疗计划，上颌窦底提升是一项可预期的外科程序。然而，即使符合这些要求，仍必须预见某些失败和并发症。解剖特点所致，上颌窦易于发生感染。上颌窦的术前状态和解剖形态影响到并发症的发生率。风险因素包括：与上颌窦膜相关的参数，软组织状况，周围骨的愈合能力，以及至关重要的术者经验。实施上颌窦底提升程序的医师，需要了解并发症所导致的治疗难度和患者的痛苦，必须能够正确地甄别具体病例的风险和可能引起这些并发症的可变因素。

致谢

研究支持

Dr. Shinichiro Kuroshima – Hokkaido University, Sapporo, Japan

Dr. Yoji Kamiura – Center of Implant Dentistry, Yokohama, Japan

Dr. Kazutoshi Nakajima – Center of Implant Dentistry, Yokohama, Japan

Dr. Yasushi Nakajima – Center of Implant Dentistry, Yokohama, Japan

外科程序

Dr. Masaharu Mitsugi – OMS, Takamatsu, Japan

8 参考文献

8.1 文献评述的参考文献 （第2.3章节）

为了增强第2.3章节的可读性，在此详细列出该评述的参考文献。列表号在第2.3章节为方括号上标。完整的著录资料，请查阅第8.2章节的参考文献。

List 1   Lateral window technique; 85 studies
Kent and Block 1989; Tidwell et al. 1992; Block and Kent 1993; Raghoebar et al. 1993; Small et al. 1993; Chiapasco and Ronchi 1994; Blomqvist et al. 1996; Hurzeler et al. 1996; Lundgren et al. 1996; Triplett et al. 1996; Wheeler et al. 1996; Block and Kent 1997; Daelemans et al. 1997; Lundgren et al. 1997; Raghoebar et al. 1997; Valentini and Abensur 1997; Block et al. 1998; Blomqvist et al. 1998; Fugazzotto and Vlassis 1998; Peleg et al. 1998; van den Bergh et al. 1998; Watzek et al. 1998; Zitzmann and Schärer 1998; De Leonardis and Pecora 1999; Johansson et al. 1999; Keller et al. 1999; Khoury et al. 1999; Lekholm et al. 1999; Mazor et al. 1999; Peleg et al. 1999a, 1999b; Kassolis et al. 2000; Lorenzoni et al. 2000; Olson et al. 2000; Mazor et al. 2000; Valentini et al. 2000; van den Bergh et al. 2000b; Wannfors et al. 2000; Cordioli et al. 2001; Hallman et al. 2001; Kahnberg et al. 2001; Raghoebar et al. 2001a; Tawil and Mawla 2001; Hallman et al. 2002a; Hallman et al. 2002b; Kan et al. 2002; Pejrone et al. 2002; Engelke et al. 2003; Mangano et al. 2003; McCarthy et al. 2003; Philippart et al. 2003; Pinholt 2003; Reinert et al. 2003; Rodriguez et al. 2003; Stricker et al. 2003; Valentini and Abensur 2003; Hallman and Nordin 2004; Hallman and Zetterqvist 2004; Hatano et al. 2004; Iturriaga and Ruiz 2004; Lundgren et al. 2004; Shlomi et al. 2004; Simion et al. 2004; Velich et al. 2004; Butz and Huys 2005; Hallman et al. 2005; Rodoni et al. 2005; Wiltfang et al. 2005; Zijderveld et al. 2005; Mangano et al. 2006; Orsini et al. 2006; Peleg et al. 2006; Becktor et al. 2007; Chen et al. 2007; Galindo-Moreno et al. 2007; Krennmair et al. 2007; Mangano et al. 2007; Marchetti et al. 2007; Mardinger et al. 2007; Thor et al. 2007; Bornstein et al. 2008; Chiapasco et al. 2008; Kahnberg and Vannas- Löfqvist 2008; Chaushu et al. 2009; Dasmah et al. 2009; Degidi et al. 2009; Ferreira et al. 2009.

List 2   Bone substitute material only; 19 studies
Small et al. 1993; Valentini and Abensur 1997; Zitzmann and Schärer 1998; Valentini et al. 2000; van den Bergh et al. 2000b; Tawil and Mawla 2001; Hallman et al. 2002b; Kan et al. 2002; Mangano et al. 2003; Valentini and Abensur 2003; Hallman and Nordin 2004; Rodoni et al. 2005; Mangano et al. 2006; Orsini et al. 2006; Mangano et al. 2007; Mardinger et al. 2007; Ferreira et al. 2009; Dasmah et al. 2009; Chaushu et al. 2009.

List 3   Autograft material only or a combination of autograft material and a bone substitute; 36 studies
Blomqvist et al. 1996; Lundgren et al. 1996; Daelemans et al. 1997; Lundgren et al. 1997; Blomqvist et al. 1998; Peleg et al. 1998; van den Bergh et al. 1998; Johansson et al. 1999; Keller et al. 1999; Mazor et al. 1999; Peleg et al. 1999b; Wannfors et al. 2000; Hallman et al. 2001; Kahnberg et al. 2001; Raghoebar et al. 2001a; Hallman et al. 2002a, 2002b; Kan et al. 2002; Pejrone et al. 2002; Reinert et al. 2003; Stricker et al. 2003; Hallman and Zetterqvist 2004; Hatano et al. 2004; Shlomi et al. 2004; Hallman et al. 2005; Wiltfang et al. 2005; Becktor et al. 2007; Chen et al. 2007; Krennmair et al. 2007; Marchetti et al. 2007; Bornstein et al. 2008; Kahnberg and Vannas-Löfqvist 2008; Degidi et al. 2009.

List 4   DBBM only; 11 studies
Zitzmann and Schärer 1998; Valentini et al. 2000; Tawil and Mawla 2001; Hallman et al. 2002b; Valentini and Abensur 2003; Hallman and Nordin 2004; Rodoni et al. 2005; Orsini et al. 2006; Mangano et al. 2007; Mardinger et al. 2007; Ferreira et al. 2009.

List 5   DBBM and particulated autograft material; 11 studies
Hatano et al. 2004; Shlomi et al. 2004; Hallman et al. 2005; Krennmair et al. 2007; Marchetti et al. 2007; Bornstein et al. 2008; Degidi et al. 2009.

List 6   Autogenous block grafts; 10 studies
Daelemans et al. 1997; Lundgren et al. 1997; Blomqvist et al. 1998; Johansson et al. 1999; Keller et al. 1999; Wannfors et al. 2000; Kahnberg et al. 2001; Raghoebar et al. 2001b; Pejrone et al. 2002; Becktor et al. 2007.

List 7　Particulated autografts from different donor sites; 7 studies
Lundgren et al. 1996; van den Bergh et al. 1998; Wannfors et al. 2000; Hallman et al. 2002b; Stricker et al. 2003; Wiltfang et al. 2005; Kahnberg and Vannas-Löfqvist 2008.

List 8　Composite graft consisting of particulated autograft and allograft; 4 studies
Peleg et al. 1998; Mazor et al. 1999; Peleg et al. 1999; Kan et al. 2002.

List 9　Alloplastic particulate in the form of hydroxyapatite; 3 studies
Mangano et al. 2003; Mangano et al. 2006; Mangano et al. 2007.

List 10　DFDBA and DBBM; 3 studies
Valentini and Abensur 1997; Kan et al. 2002; Valentini and Abensur 2003.

List 11　No grafting material; 3 studies
Lundgren et al. 2004; Chen et al. 2007; Thor et al. 2007.

List 12　Barrier membrane; 16 studies
Small et al. 1993; Peleg et al. 1998; Zitzmann and Schärer 1998; Mazor et al. 1999; Valentini et al. 2000; Cordioli et al. 2001; Hallman et al. 2002b; Shlomi et al. 2004; Orsini et al. 2006; Krennmair et al. 2007; Mardinger et al. 2007; Bornstein et al. 2008; Chaushu et al. 2009; Dasmah et al. 2009; Ferreira et al. 2009.

List 13　No membrane; 28 studies
Blomqvist et al. 1996; Lundgren et al. 1996; Daelemans et al. 1997; Lundgren et al. 1997; Valentini and Abensur 1997; Blomqvist et al. 1998; van den Bergh et al. 1998; Peleg et al. 1999a; van den Bergh et al. 2000b; Hallman et al. 2001; Kahnberg et al. 2001; Raghoebar et al. 2001b; Hallman et al. 2002a, 2002b; Mangano et al. 2003; Reinert et al. 2003; Stricker et al. 2003; Valentini and Abensur 2003; Hallman and Zetterqvist 2004; Hatano et al. 2004; Lundgren et al. 2004; Mangano et al. 2006; Becktor et al. 2007; Chen et al. 2007; Mangano et al. 2007; Marchetti et al. 2007; Thor et al. 2007; Kahnberg and Vannas-Löfqvist 2008.

List 14　Transcrestal elevation; 18 studies
Zitzmann and Schärer 1998; Fugazzotto and De Paoli 2002; Winter et al. 2002; Brägger et al. 2004; Deporter et al. 2005; Leblebicioglu et al. 2005; Rodoni et al. 2005; Ferrigno et al. 2006; Stavropoulos et al. 2007; Krennmair et al. 2007; Nedir et al. 2009b; Schleier et al. 2008; Schmidlin et al. 2008; Sforza et al. 2008; Fermergård and Åstrand 2009; Gabbert et al. 2009; Nedir et al. 2009; Pjetursson et al. 2009a.

List 15　Subantral bone height; 14 studies
Stavropoulos et al. 2007.

List 16　No grafting material; 8 studies
Winter et al. 2002; Leblebicioglu et al. 2005; Fermergård and Åstrand 2008; Schleier et al. 2008; Schmidlin et al. 2008; Fermergård and Åstrand 2009 (same patients as 2008 publication) ; Gabbert et al. 2009; Nedir et al. 2009a, 2009b.

List 17　DBBM only; 4 studies
Zitzmann and Schärer 1998; Deporter et al. 2005; Rodoni et al. 2005; Krennmair et al. 2007.

List 18　Autologous bone; 2 studies
Fugazzotto and De Paoli 2002; Ferrigno et al. 2006.

8.2 参考文献

Abrahams JJ, Glassberg RM. Dental disease: a frequently unrecognized cause of maxillary sinus abnormalities? AJR Am J Roentgenol. **1996** May; 166(5): 1219-1223.

Adeyemo WL, Reuther T, Bloch W, Korkmaz Y, Fischer JH, Zöller JE, Kuebler AC. Healing of onlay mandibular bone grafts covered with collagen membrane or bovine bone substitutes: a microscopic and immunohistochemical study in the sheep. Int J Oral Maxillofac Surg. **2008** Jul; 37(7): 651-659.

Aimetti M, Massei G, Morra M, Cardesi E, Romano F. Correlation between gingival phenotype and Schneiderian membrane thickness. Int J Oral Maxillofac Implants. **2008** Nov-Dec; 23(6): 1128-1132.

Barone A, Santini S, Marconcini S, Giacomelli L, Gherlone E, Covani U. Osteotomy and membrane elevation during the maxillary sinus augmentation procedure. A comparative study: piezoelectric device vs. conventional rotative instruments. Clin Oral Implants Res. **2008** May; 19(5): 511-515.

Becktor J, Isaksson S, Sennerby L. Endosseous implants and bone augmentation in the partially dentate maxilla: an analysis of 17 patients with a follow-up of 29 to 101 months. Int J Oral Maxillofac Implants. **2007** Jul-Aug; 22(4): 603-608.

Block MS, Haggerty CJ, Fisher GR. Nongrafting implant options for restoration of the edentulous maxilla. J Oral Maxillofac Surg. **2009** Apr; 67(4): 872-881.

Block MS, Kent JN, Kallukaran FU, Thunthy K, Weinberg R. Bone maintenance 5 to 10 years after sinus grafting. J Oral Maxillofac Surg. **1998** Jun; 56(6): 706-714.

Block MS, Kent JN. Maxillary sinus grafting for totally and partially edentulous patients. J Am Dent Assoc. **1993** May; 124(5): 139-143.

Block MS, Kent JN. Sinus augmentation for dental implants: the use of autogenous bone. J Oral Maxillofac Surg. **1997** Nov; 55(11): 1281-1286.

Blomqvist JE, Alberius P, Isaksson S. Retrospective analysis of one-stage maxillary sinus augmentation with endosseous implants. Int J Oral Maxillofac Implants. **1996** Jul-Aug; 11(4): 512-521.

Blomqvist JE, Alberius P, Isaksson S. Two-stage maxillary sinus reconstruction with endosseous implants: A prospective study. Int J Oral Maxillofac Implants. **1998** Nov-Dec; 13(6): 758-766.

Bornstein MM, Chappuis V, von Arx T, Buser D. Performance of dental implants after staged sinus floor elevation(SFE) procedures: 5-year results of a prospective study in partially edentulous patients. Clin Oral Implants Res. **2008** Oct; 19(10): 1034-1043.

Bornstein MM, Cionca N, Mombelli A. Systemic conditions and treatments as risk factors for implant therapy. Int J Oral Maxillofac Implants. **2009**; 24 Suppl: 12-27. (a)

Bornstein MM, Hart CN, Halbritter SA, Morton D, Buser D. Early loading of nonsubmerged titanium implants with a chemically modified sand-blasted and acidetched surface: 6-month results of a prospective case series study in the posterior mandible focusing on peri-implant crestal bone changes and implant stability quotient(ISQ) values. Clin Implant Dent Relat Res. **2009** Dec; 11(4): 338-347. (b)

Bornstein MM, Wittneben JG, Brägger U, Buser D. Early loading at 21 days of non-submerged titanium implants with a chemically modified sandblasted and acid-etched surface: 3-year results of a prospective study in the posterior mandible. J Periodontol. **2010** Jun; 81(6): 809-818.

Boyne PJ, James RA. Grafting of the maxillary sinus floor with autogenous marrow and bone. J Oral Surg. **1980** Aug; 38(8): 613-616.

Brägger U, Gerber C, Joss A, Haenni S, Meier A, Hashorva E, Lang NP. Patterns of tissue remodelling after placement of ITI dental implants using an osteotome technique: a longitudinal radiographic case cohort study. Clin Oral Implants Res. **2004** Apr; 15(2): 158-166.

Brook I. Sinusitis of odontogenic origin. Otolaryngol Head Neck Surg. **2006** Sep; 135(3): 349-355.

Buser D, Broggini N, Wieland M, Schenk RK, Denzer AJ, Cochran DL, Hoffmann B, Lussi A, Steinemann SG. Enhanced bone apposition to a chemically modified SLA titanium surface. J Dent Res. **2004** Jul; 83(7): 529-533.

Buser D, Hoffmann B, Bernard JP, Lussi A, Mettler D, Schenk RK. Evaluation of filling materials in membrane-protected bone defects. A comparative histomorphometric study in the mandible of miniature pigs. Clin Oral Implants Res. **1998** Jun; 9(3): 137-150.

Butz SJ, Huys LW. Long-term success of sinus augmentation using synthetic alloplast: A 20 patients, 7 years clinical report. Implant Dent. **2005** Mar; 14(1): 36-42.

Capelli M, Testori T. Autogenous bone harvesting techniques from intraoral sites. In: Testori T, del Fabbro M, Weinstein R, Wallace S, editors. Maxillary sinus surgery and alternatives in treatment. Chicago: Quintessence; **2009**. 259-271.

Carter L, Farman AG, Geist J, Scarfe WC, Angelopoulos C, Nair MK, Hildebolt CF, Tyndall D, Shrout M. American Academy of Oral and Maxillofacial Radiology executive opinion statement on performing and interpreting diagnostic cone-beam computed tomography. Oral Surg Oral Med Oral Pathol Oral Radiol Endod. **2008** Oct; 106(4): 561-562.

Chaushu G, Mardinger O, Calderon S, Moses O, Nissan J. The use of cancellous block allograft for sinus floor elevation with simultaneous implant placement in the atrophic posterior maxilla. J Periodontol. **2009** Mar; 80(3): 422-428.

Chen S, Buser D, Cordaro L. Surgical modifying factors. In: Dawson A, Chen S, editors. The SAC classification in implant dentistry. Chicago: Quintessence; **2009**. 18-20.

Chen TW, Chang HS, Leung KW, Lai YL, Kao SY. Implant placement after the lateral approach of the trap door window procedure to create a maxillary sinus lift without bone grafting: a 2-year retrospective evaluation of 47 implants in 33 patients. J Oral Maxillofac Surg. **2007** Nov; 65(11): 2324-2328.

Chiapasco M, Abati S, Romeo E, Vogel G. Clinical outcome of autogenous bone blocks or guided bone regeneration with e-PTFE membranes for the reconstruction of narrow edentulous ridges. Clin Oral Implants Res. **1999** Aug; 10(4): 278-288.

Chiapasco M, Casentini P, Zaniboni M. Bone augmentation procedures in implant dentistry. Int J Oral Maxillofac Implants. **2009**; 24 Suppl. : 237-259.

Chiapasco M, Ronchi P. Sinus lift and endosseous implants - preliminary surgical and prosthetic results. Eur J Prosthodont Restor Dent. **1994** Sep; 3(1): 15-21.

Chiapasco M, Zaniboni M, Rimondini L. Dental implants placed in grafted maxillary sinuses: a retrospective analysis of clinical outcome according to the initial clinical situation and a proposal of defect classification. Clin Oral Implants Res. **2008** Apr; 19(4): 416-428.

Choi KS, Kan JY, Boyne PJ, Goodacre CJ, Lozada JL, Rungcharassaeng K. The effects of resorbable membrane on human maxillary sinus graft: a pilot study. Int J Oral Maxillofac Implants. **2009** Jan- Feb; 24(1): 73-80.

Clavero J, Lundgren S. Ramus or chin grafts for maxillary sinus inlay and local onlay augmentation: comparison of donor site morbidity and complications. Clin Implant Dent Relat Res. **2003**; 5(3): 154-160.

Cochran DL, Buser D, ten Bruggenkate CM, Weingart D, Taylor TM, Bernard JP, Peters F, Simpson JP. The use of reduced healing times on ITI implants with a sandblasted and acid-etched(SLA) surface: early results from clinical trials on ITI SLA implants. Clin Oral Implants Res. **2002** Apr; 13(2): 144-153.

Cordaro L, Bosshardt DD, Palattella P, Rao W, Serino G, Chiapasco M. Maxillary sinus grafting with Bio-Oss or Straumann bone ceramic: histomorphometric results from a randomized controlled multicenter clinical trial. Clin Oral Implants Res. **2008** Aug; 19(8): 796-803.

Cordioli G, Mazzocco C, Schepers E, Brugnolo E, Majzoub Z. Maxillary sinus floor augmentation using bioactive glass granules and autogenous bone with simultaneous implant placement. Clinical and histological findings. Clin Oral Implants Res. **2001** Jun; 12(3): 270-278.

Corrente G, Abundo R, Ambrois AB, Savio L, Perelli M. Short porous implants in the posterior maxilla: a 3-year report of a prospective study. Int J Periodontics

Restorative Dent. **2009** Feb; 29(1): 23-29.

Daelemans P, Hermans M, Godet F, Malavez C. Autologous bone graft to augment the maxillary sinus in conjunction with immediate endosseous implants: a retrospective study up to 5 years. Int J Periodontics Restorative Dent. **1997** Feb; 17(1): 27-39.

Dasmah A, Hallman M, Sennerby L, Rasmusson L. A clinical and histological case series study on calcium sulfate for maxillary sinus floor augmentation and delayed placement of dental implants. Clin Implant Dent Relat Res. **2009** Oct 16. [Epub ahead of print]

Degidi M, Daprile G, Piattelli A. RFA values of implants placed in sinus grafted and nongrafted sites after 6 and 12 months. Clin Implant Dent Relat Res. **2009** Sep; 11(3): 178-182.

De Leonardis D, Pecora GE. Augmentation of the maxillary sinus with calcium sulfate: one-year clinical report from a prospective longitudinal study. Int J Oral Maxillofac Implants. **1999** Nov-Dec; 14(6): 869-878.

Del Fabbro M, Rosano G, Taschieri S. Implant survival rates after maxillary sinus augmentation. Eur J Oral Sci. **2008** Dec; 116(6): 497-506.

de Oliveira RC, Leles CR, Normanha LM, Lindh C, Ribeiro-Rotta RF. Assessments of trabecular bone density at implant sites on CT images. Oral Surg Oral Med Oral Pathol Oral Radiol Endod. **2008** Feb; 105(2): 231-238.

Deporter D, Ogiso B, Sohn DS, Ruljancich K, Pharoah M. Ultrashort sintered porous-surfaced implants used in tonreplace posterior teeth. J Periodontol. **2008** Jul; 79(7): 1280-1286.

Deporter DA, Caudry S, Kermalli J, Adegbembo A. Further data on the predictability of the indirect sinus elevation procedure used with short, sintered, porous-surfaced dental implants. Int J Periodontics Restorative Dent. **2005** Dec; 25(6): 585-593.

De Vos W, Casselman J, Swennen GR(2009). Conebeam computerized tomography(CBCT) imaging of the oral and maxillofacial region: a systematic review of the literature. Int J Oral Maxillofac Surg. **2009** Jun; 38(6): 609-625.

Draenert, FG, Coppenrath E, Herzog P, Muller S, Mueller-Lisse UG. (2007) Beam hardening artefacts occur in dental implant scans with the NewTom conebeam

CT but not with the dental 4-row multidetector CT. Dentomaxillofac Radiol. **2007** May; 36(4): 198-203.

Dula K, Mini R, van der Stelt PF, Lambrecht JT, Schneeberger P, Buser D. Hypothetical mortality risk associated with spiral computed tomography of the maxilla and mandible. Eur J Oral Sci. **1996** Oct-Dec; 104(5-6): 503-510.

Ekestubbe A, Thilander A, Gröndahl K, Gröndahl HG. Absorbed doses from computed tomography for dental implant surgery: comparison with conventional tomography. Dentomaxillofac Radiol. **1993** Feb; 22(1): 13-17.

Elian N, Wallace S, Cho S-C, Jalbout ZN, Froum S. Distribution of the maxillary artery as it relates to sinus floor augmentation. Int J Oral Maxillofac Implants. **2005** Sep-Oct; 20(5): 784-787.

Engelke W, Schwarzwäller W, Behnsen A, Jacobs HG. Subantroscopic laterobasal sinus floor augmenation (SALSA): an up-to-5-year clinical study. Int J Oral Maxillofac Implants. **2003** Jan-Feb; 18(1): 135-143.

Ferguson SJ, Broggini N, Wieland M, de Wild M, Rupp F, Geis-Gerstorfer J, Cochran DL, Buser D. Biomechanical evaluation of the interfacial strength of a chemically modified sandblasted and acidetched titanium surface. J Biomed Mater Res A. **2006** Aug; 78(2): 291-297.

Fermergård R, Åstrand P. Osteotome sinus floor elevation and simultaneous placement of implants - a 1-year retrospective study with Astra Tech implants. Clin Implant Dent Relat Res. **2008** Mar; 10(1): 62-9.

Fermergård R, Åstrand P. Osteotome sinus floor elevation without bone grafts - a 3-year retrospective study with Astra Tech implants. Clin Implant Dent Relat Res. **2009** Nov 10. [Epub ahead of print]

Ferreira CE, Novaes AB, Haraszthy VI, Bittencourt M, Martinelli CB, Luczyszyn SM. A clinical study of 406 sinus augmentations with 100% anorganic bovine bone. J Periodontol. **2009** Dec; 80(12): 1920-1927.

Ferrigno N, Laureti M, Fanali S. Dental implants placement in conjunction with osteotome sinus floor elevation: a 12-year life-table analysis from a prospective study on 588 ITI implants. Clin Oral Implants Res. **2006** Apr; 17(2): 194-205.

Fradeani M. Esthetic rehabilitation in fixed prosthodontics. Vol.1: Esthetic analysis: A systemic approach to prosthetic treatment. Chicago: Quintessence; **2004**; 35-61.

Fugazzotto PA, De Paoli S. Sinus floor augmentation at the time of maxillary molar extraction: success and failure rates of 137 implants in function for up to 3 years. J Periodontol. **2002** Jan; 73(1): 39-44.

Fugazzotto PM, Vlassis J. Long-term success of sinus augmentation using various surgical approaches and grafting materials. Int J Oral Maxillofac Implants. **1998** Jan-Feb; 13(1): 52-58.

Fuh LJ, Huang HL, Chen CS, Fu KL, Shen YW, Tu MG, Shen WC, Hsu JT. Variations in bone density at dental implant sites in different regions of the jawbone. J Oral Rehabil. **2010** May 1; 37(5): 346-351.

Gabbert O, Koob A, Schmitter M, Rammelsberg P. Implants placed in combination with an internal sinus lift without graft material: an analysis of short-term failure. J Clin Periodontol. **2009**; 36(2): 177-183.

Galindo-Moreno P, Avila G, Fernandez-Barbero JE, Aguilar M, Sanchez-Fernandez E, Cutando A, Wang HL. Evaluation of sinus floor elevation using a composite bone graft mixture. Clin Oral Implants Res. **2007** Jun; 18(3): 376-382.

Ganeles J, Zöllner A, Jackowski J, ten Bruggenkate C, Beagle J, Guerra F. Immediate and early loading of Straumann implants with a chemically modified surface(SLActive) in the posterior mandible and maxilla: 1-year results from a prospective multicenter study. Clin Oral Implants Res. **2008** Nov; 19(11): 1119-1128.

Ganz SD. Bone grafting assessment: focus on the anterior and posterior maxilla utilizing advanced 3-D imaging technologies. Dent Implantol Update. **2009** Jun; 20(6): 41-48.

Greenstein G, Cavallaro J, Romanos G, Tarnow D. Clinical recommendations for avoiding and managing surgical complications associated with implant dentistry: a review. J Periodontol. **2008** Aug; 79(8): 1317-1329.

Hadar T, Yaniv E, Shvili Y, Koren R, Shvero J. Histopathological changes of the nasal mucosa induced by smoking. Inhal Toxicol. **2009** Nov; 21(13): 1119-1122.

Hagi D, Deporter DA, Pilliar RM, Arenovich T. A targeted review of study outcomes with short(< or = 7 mm)

endossous dental implants placed in partially edentulous patients. J Periodontol. **2004** Jun; 75(6): 798-804.

Hallman M, Cederlund A, Lindskog S, Lundgren S, Sennerby L. A clinical histologic study of bovine hydroxyapatite in combination with autogenous bone and fibrin glue for maxillary sinus floor augmentation. Clin Oral Implants Res. **2001** Apr; 12(2): 135-143.

Hallman M, Hedin M, Sennerby L, Lundgren S. A prospective 1-year clinical and radiographic study of implants placed after maxillary sinus floor augmentation with bovine hydroxyapatite and autogenous bone. J Oral Maxillofac Surg. **2002** Mar; 60(3): 277-284. (a)

Hallman M, Nordin, T. Sinus floor augmentation with bovine hydroxyapatite mixed with fibrin glue and later placement of nonsubmerged implants: a retrospective study in 50 patients. Int J Oral Maxillofac Implants. **2004** Mar-Apr; 19(2): 222-227.

Hallman M, Sennerby L, Lundgren S. A clinical and histologic evaluation of implant integration in the posterior maxilla after sinus floor augmentation with autogenous bone, bovine hydroxyapatite, or a 20: 80 mixture. Int J Oral Maxillofac Implants. **2002** Sep- Oct; 17(5): 635-643. (b)

Hallman M, Sennerby L, Zetterqvist L, Lundgren S. A 3-year prospective follow-up study of implantsupported fixed prostheses in patients subjected to maxillary sinus floor augmentation with an 80: 20 mixture of deproteinized bovine bone and autogenous bone. Clinical, radiographic and resonance frequency analysis. Int J Oral Maxillofac Surg. **2005** May; 34(3): 273-278.

Hallman M, Zetterqvist L. A 5-year prospective follow-up study of implant-supported fixed prostheses in patients subjected to maxillary sinus floor augmentation with an 80: 20 mixture of bovine hydroxyapatite and autogenous bone. Clin Implant Dent Relat Res. **2004**; 6(2): 82-89.

Handschel J, Simonowska M, Naujoks C, Depprich RA, Ommerborn MA, Meyer U, Kubler NR. A histomorphometric meta-analysis of sinus elevation with various grafting materials. Head Face Med. **2009** Jun 11; 5: 12.

Hatano N, Shimizu Y, Ooya K. A clinical long-term radiographic evaluation of graft height changes after maxillary sinus floor augmentation with 2: 1 autogenous bone/xenograft mixture and simultaneous placement of dental implants. Clin Oral Implants Res. **2004** Jun; 15(3): 339-345.

Heitz-Mayfield LJ, Huynh-Ba G. History of treated periodontitis and smoking as risks for implant therapy. Int J Oral Maxillofac Implants. **2009**; 24 Suppl: 39-68.

Hernández-Alfaro F, Torradeflot MM, Marti C. Prevalence and management of Schneiderian membrane perforations during sinus-lift procedures. Clin Oral Implants Res. **2008** Jan; 19(1): 91-98.

Hu X, Lin Y, Metzmacher AR, Zhang Y. Sinus membrane lift using a water balloon followed by bone grafting and implant placement: a 28-case report. Int J Prosthodont. **2009** May-Jun; 22(3): 243-247.

Hüzeler MB, Kirsch A, Ackermann KL, Quiñones CR. Reconstruction of the severely resorbed maxilla with dental implants in the augmented maxillary sinus. Int J Oral Maxillofac Implants. **1996** Jul-Aug; 11(4): 466-475.

Huynh-Ba G, Friedberg JR, Vogiatzy D, Ioannidou E. Implant failure predictors in the posterior maxilla: A retrospective study of 273 consecutive implants. J Periodontol. **2008** Dec; 79(12): 2256-2261.

Huynh-Ba G, Kuonen P, Hofer D, Schmid J, Lang NP, Salvi GE. The effect of periodontal therapy on the survival rate and incidence of complications of multirooted teeth with furcation involvement after an observation period of at least 5 years: a systematic review. J Clin Periodontol. **2009** Feb; 36(2): 164-176.

Iturriaga MT, Ruiz CC. Maxillary sinus reconstruction with calvarium bone grafts and endosseous implants. J Oral Maxillofac Surg. **2004** Mar; 62(3): 344-347.

Jensen SS, Bornstein MM, Dard M, Bosshardt DD, Buser D. Comparative study of biphasic calcium phosphates with different HA/TCP ratios in mandibular bone defects. A long-term histomorphometric study in minipigs. J Biomed Mater Res B Appl Biomater. **2009** Jul; 90(1): 171-181.

Jensen SS, Broggini N, Hjørting-Hansen E, Schenk R, Buser D. Bone healing and graft resorption of autograft, anorganic bovine bone and beta-tricalcium phosphate. A histologic and histomorphometric study in the mandibles of minipigs. Clin Oral Implants Res. **2006** Jun; 17(3): 237-243.

Jensen SS, Terheyden H. Bone augmentation procedures in localized defects in the alveolar ridge: Clinical results with different bone grafts and bonesubstitute materials. Int J Oral Maxillofac Implants. **2009**; 24(Suppl.): 218-236.

Jensen SS, Yeo A, Dard M, Hunziker E, Schenk R, Buser D. Evaluation of a novel biphasic calcium phosphate in standardized bone defects. A histologic and histomorphometric study in the mandibles of minipigs. Clin Oral Implants Res. **2007** Dec; 18(6): 752-760.

Johansson B, Wannfors K, Ekenbäck J, Smedberg JI, Hirsch J. Implants and sinus-inlay bone grafts in a 1-stage procedure on severely atrophied maxillae: surgical aspects of a 3-year follow-up study. Int J Oral Maxillofac Implants. **1999** Nov-Dec; 14(6): 811-818.

Kahnberg KE, Ekestubbe A, Grondahl K, Nilsson P, Hirsch JM. Sinus lifting procedure. I. One-stage surgery with bone transplant and implants. Clin Oral Implants Res. **2001** Oct; 12(5): 479-487.

Kahnberg KE, Vannas-Löfqvist L. Sinus lift procedure using a 2-stage surgical technique: I. Clinical and radiographic report up to 5 years. Int J Oral Maxillofac Implants. **2008** Sep-Oct; 23(5): 876-884.

Kan JY, Rungcharassaeng K, Kim J, Lozada JL, Goodacre CJ. Factors affecting the survival of implants placed in grafted maxillary sinuses: a clinical report. J Prosthet Dent. **2002** May; 87(5): 485-489.

Kassolis JD, Rosen PS, Reynolds MA. Alveolar ridge and sinus augmentation utilizing platelet-rich plasma in combination with freeze-dried bone allograft. Case series. J Periodontol. **2000** Oct; 71(10): 1654-1661.

Keller EE, Tolman DE, Eckert SE. Maxillary antralnasal inlay autogenous bone graft reconstruction of compromised maxilla: a 12-year retrospective study. Int J Oral Maxillofac Implants. **1999** Sep-Oct; 14(5): 707-721.

Kent JN, Block MS. Simultaneous maxillary sinus floor bone grafting and placement of hydroxyapatitecoated implants. J Oral Maxillofac Surg. **1989** Mar; 47(3): 238-242.

Kfir E, Goldstein M, Rafaelov R, Yerushalmi I, Kfir V, Mazor Z, Kaluski E. Minimally invasive antral membrane balloon elevation in the presence of antral septa: a report of 26 procedures. J Oral Implantol. **2009**; 35(5): 257-267. (a)

Kfir E, Goldstein M, Yerushalmi I, Rafaelov R, Mazor Z, Kfir V, Kaluski E. Minimally invasive antral membrane balloon elevation - results of a multicenter registry. Clin Implant Dent Relat Res. **2009** Oct; 11 Suppl 1: e83-91. (b)

Kfir E, Kfir V, Eliav E, Kaluski E. Minimally invasive antral membrane balloon elevation: report of 36 procedures. J Periodontol. **2007** Oct; 78(10): 2032-2035.

Kfir E, Kfir V, Mijiritsky E, Rafaeloff R, Kaluski E. Minimally invasive antral membrane balloon elevation followed by maxillary bone augmentation and implant fixation. J Oral Implantol. **2006**; 32(1): 26-33.

Khoury F. Augmentation of the sinus floor with mandibular bone block and simultaneous implantation: A 6-year clinical investigation. Int J Oral Maxillofac Implants. **1999** Jul-Aug; 14(4): 557-564.

Kim YK, Yun PY, Kim SG, Kim BS, Ong JL Evaluation of sinus bone resorption and marginal bone loss after sinus bone grafting and implant placement. Oral Surg Oral Med Oral Pathol Oral Radiol Endod. **2009** Feb; 107(2): e21-28.

Kleinheinz J, Buchter A, Kruse-Losler B, Weingart D, Joos U. Incision design in implant dentistry based on vascularization of the mucosa. Clin Oral Implants Res. **2005** Oct; 16(5): 518-523.

Klijn RJ, Meijer GJ, Bronkhorst EM, Jansen JA. Sinus floor augmentation surgery using autologous bone grafts from various donor sites: a meta-analysis of the total bone volume. Tissue Eng Part B Rev. **2010** Jun; 16(3): 295-303.

Koong B. Cone-beam imaging: is this the ultimate imaging modality? Clin Oral Implants Res. **2010** Nov; 21(11): 1201-1208.

Koymen R, Gocmen-Mas N, Karacayli U, Ortakoglu K, Ozen T, Yazici AC. Anatomic evaluation of maxillary sinus septa: surgery and radiology. Clin Anat. **2009** Jul; 22(5): 563-570.

Krennmair G, Krainhöfner M, Schmid-Schwap M, Piehslinger E. Maxillary sinus lift for single implantsupported restorations: a clinical study. Int J Oral Maxillofac Implants. **2007** May-Jun; 22(3): 351-358.

Krennmair G, Ulm CW, Lugmayr H, Solar P. The incidence, location, and height of maxillary sinus septa in the edentulous and dentate maxilla. J Oral Maxillofac Surg. **1999** Jun; 57(6): 667-671.

Laney WR. Glossary of Oral and Maxillofacial Implants. Chicago: Quintessence, **2007**.

Leblebicioglu B, Ersanli S, Karabuda C, Tosun T, Gokdeniz H. Radiographic evaluation of dental implants placed using an osteotome technique. J Periodontol. **2005** Mar; 76(3): 385-390.

Lee JH, Jung UW, Kim CS, Choi SH, Cho KS. Histologic and clinical evaluation for maxillary sinus augmentation using macroporous biphasic calcium phosphate in human. Clin Oral Implants Res. **2008** Aug; 19(8): 767-771.

Lekholm U, Wannfors K, Isaksson S, Adielsson B. Oral implants in combination with bone grafts. A 3-year retrospective multi-center study using the Brånemark implant system. Int J Oral Maxillofac Surg. **1999** Jun; 28(3): 181-187.

Li J, Wang HL. Common implant-related advanced bone grafting complications: classification, etiology, and management. Implant Dent. **2008** Dec; 17(4): 389-401.

Lobbezoo F, Van Der Zaag J, Naeije M. Bruxism: its multiple causes and its effects on dental implants - an updated review. J Oral Rehabil. **2006** Apr; 33(4): 293-300.

Lorenzoni M, Pertl C, Wegscheider W, Keil C, Penkner K, Polansky R, Bratschko RO. Retrospective analysis of Frialit-2 implants in the augmented sinus. Int J Periodontics Restorative Dent. **2000** Jun; 20(3): 255-267.

Loubele M, Van Assche N, Carpentier K, Maes F, Jacobs R, van Steenberghe D, Suetens P. Comparative localized linear accuracy of small-field cone-beam CT and multislice CT for alveolar bone measurements. Oral Surg Oral Med Oral Pathol Oral Radiol Endod. **2008** Apr; 105(4): 512-518.

Lundgren S, Andersson S, Gualini F, Sennerby L. Bone reformation with sinus membrane elevation: a new surgical technique for maxillary sinus floor augmentation. Clin Implant Dent Relat Res. **2004**; 6(3): 165-173.

Lundgren S, Moy P, Johansson C, Nilsson H. Augmentation of the maxillary sinus floor with particulated mandible: a histologic and histomorphometric study. Int J Oral Maxillofac

Implants. **1996** Nov-Dec; 11(6): 760-766.

Lundgren S, Nyström E, Nilson H, Gunne J, Lindhagen O. Bone grafting to the maxillary sinuses, nasal floor and anterior maxilla in the atrophic edentulous maxilla. A two-stage technique. Int J Oral Maxillofac Surg. **1997** Dec; 26(6): 428-434.

Madrid C, Sanz M. What influence do anticoagulants have on oral implant therapy? A systematic review. Clin Oral Implants Res. **2009** Sep; 20 Suppl 4: 96-106.

Mangano C, Bartolucci EG, Mazzocco C. A new porous hydroxyapatite for promotion of bone regeneration in maxillary sinus augmentation: clinical and histologic study in humans. Int J Oral Maxillofac Implants. **2003** Jan-Feb; 18(1): 23-30.

Mangano C, Scarano A, Iezzi G, Orsini G, Perrotti V, Mangano F, Montini S, Piccirilli M, Piattelli A. Maxillary sinus augmentation using an engineered porous hydroxyapatite: a clinical, histological, and transmission electron microscopy study in man. J Oral Implantol. **2006**; 32(3): 122-131.

Mangano C, Scarano A, Perrotti V, Iezzi G, Piattelli A. Maxillary sinus augmentation with a porous hydroxyapatite and bovine-derived hydroxyapatite: a comparative clinical and histologic study. Int J Oral Maxillofac Implants. **2007** Nov-Dec; 22(6): 980-986.

Marchetti C, Pieri F, Trasarti S, Corinaldesi G, Degidi M. Impact of implant surface and grafting protocol on clinical outcomes of endosseous implants. Int J Oral Maxillofac Implants. **2007** May-Jun; 22(3): 399-407.

Mardinger O, Nissan J, Chaushu G. Sinus floor augmentation with simultaneous implant placement in the severely atrophic maxilla: technical problems and complications. J Periodontol. **2007** Oct; 78(10): 1872-1877.

Mayfield LJ, Skoglund A, Hising P, Lang NP, Attström R. Evaluation following functional loading of titanium fixtures placed in ridges augmented by deproteinized bone mineral. A human case study. Clin Oral Implants Res. **2001** Oct; 12(5): 508-514.

Mazor Z, Peleg M, Garg AK, Chaushu G. The use of hydroxyapatite bone cement for sinus floor augmentation with simultaneous implant placement in the atrophic maxilla. A report of 10 cases. J Periodontol. **2000** Jul; 71(7): 1187-1194.

Mazor Z, Peleg M, Gross M. Sinus augmentation for single-tooth replacement in the posterior maxilla. A

3-year follow-up clinical report. Int J Oral Maxillofac Implants. **1999** Jan-Feb; 14(1): 55-60.

McCarthy C, Patel RR, Wragg PF, Brook IM. Sinus augmentation bone grafts for the provision of dental implants: report of clinical outcome. Int J Oral Maxillofac Implants. **2003** May-Jun; 18(3): 377-382.

McDermott NE, Chuang SK, Woo VV, Dodson TB. Maxillary sinus augmentation as a risk factor for implant failure. Int J Oral Maxillofac Implants. **2006** May-Jun; 21(3): 366-374.

Misch CM. Comparison of intraoral donor sites for onlay grafting prior to implant placement. Int J Oral Maxillofac Implants. **1997** Nov-Dec; 12(6): 767-776.

Nedir R, Bischof M, Vazquez L, Nurdin N, Szmukler-Moncler S, Bernard JP. Osteotome sinus floor elevation technique without grafting material: 3-year results of a prospective pilot study. Clin Oral Implants Res. **2009** Jul; 20(7): 701-707. (a)

Nedir R, Nurdin N, Szmukler-Moncler S, Bischof M. Placement of tapered implants using an osteotome sinus floor elevation technique without bone grafting : 1-year results. Int J Oral Maxillofac Implants. **2009** Jul-Aug; 24(4): 727-733. (b)

Neiva RF, Gapski R, Wang HL. Morphometric analysis of implant-related anatomy in Caucasian skulls. J Periodontol. **2004** Aug; 75(8): 1061-1067.

Nikzad S, Azari A, Ghassemzadeh A. Modified flapless dental implant surgery for planning treatment in a maxilla including sinus lift augmentation through use of virtual surgical planning and a 3-dimensional model. J Oral Maxillofac Surg. **2010** Sep; 68(9): 2291-2298.

Nkenke E, Schlegel A, Schultze-Mosgau S, Neukam FW, Wiltfang J. The endoscopically controlled osteotome sinus floor elevation: a preliminary prospective study. Int J Oral Maxillofac Implants. **2002** Jul-Aug; 17(4): 557-566.

Nkenke E, Schultze-Mosgau S, Radespiel-Tröger M, Kloss F, Neukam FW. Morbidity of harvesting of chin grafts: a prospective study. Clin Oral Implants Res. **2001** Oct; 12(5): 495-502.

Nkenke E, Stelzle F. Clinical outcomes of sinus floor augmentation for implant placement using autogenous bone or bone substitutes: a systematic review. Clin Oral Implants Res. **2009** Sep; 20 Suppl 4:

124-133.

Oates TW, Valderrama P, Bischof M, Nedir R, Jones A, Simpson J, Toutenburg H, Cochran DL. Enhanced implant stability with a chemically modified SLA surface: a randomized pilot study. Int J Oral Maxillofac Implants. **2007** Sep-Oct; 22(5): 755-760.

Olson JW, Dent CD, Morris HF, Ochi S. Long-term assessment(6 to 71 months) of endosseous implants placed in the augmented maxillary sinus. Ann Periodontol. **2000** Dec; 5(1): 152-156.

Orsini G, Scarano A, Piattelli M, Piccirilli M, Caputi S, Piattelli A. Histologic and ultrastructural analysis of regenerated bone in maxillary sinus augmentation using a porcine bone-derive biomaterial. J Periodontol. **2006** Dec; 77(12): 1984-1890.

Pejrone G, Lorenzetti M, Mozzati M, Valente G, Schierano GM. Sinus floor augmentation with autogenous iliac bone block grafts: A histological and histomorphometrical report on the two-step surgical technique. Int J Oral Maxillofac Surg. **2002** Aug; 31(4): 383-388.

Peleg M, Garg AK, Mazor Z. Predictability of simultaneous implant placement in the severely atrophic posterior maxilla: a 9-year longitudinal experience study of 2132 implants placed into 731 human sinus grafts. Int J Oral Maxillofac Implants. **2006** Jan-Feb; 21(1): 94-102.

Peleg M, Mazor Z, Chaushu G, Garg AK. Sinus floor augmentation with simultaneous implant placement in the severely atrophic maxilla. J Periodontol. **1998** Dec; 69(12): 1397-1403.

Peleg M, Mazor Z, Garg AK. Augmentation grafting of the maxillary sinus and simultaneous implant placement in patients with 3 to 5 mm of residual alveolar bone height. Int J Oral Maxillofac Implants. Int J Oral Maxillofac Implants. **1999** Jul- Aug; 14(4): 549-556. **(a)**

Peleg M, Chaushu G, Mazor Z, Ardekian L, Bakoon M. Radiological findings of the post-sinus lift maxillary sinus: a computerized tomography follow-up. J Periodontol. **1999** Dec; 70(12): 1564-1573. **(b)**

Philippart P, Brasseur M, Hoyaux D, Pochet R. Human recombinant tissue factor, platelet-rich plasma, and tetracycline induce high-quality human bone graft. Int J Oral Maxillofac Implants. **2003** May- Jun; 18(3): 411-416.

Pikos MA. Complications of maxillary sinus augmentation. In: Jensen OT, editor. The Sinus Bone Graft. Chicago: Quintessence; **2006**: 103-114.

Pinholt EM. Brånemark and ITI dental implants in the human bone-grafted maxilla: a comparative evaliuation. Clin Oral Implants Res. **2003** Oct; 14(5): 584-692.

Pjetursson BE, Ignjatovic D, Matuliene G, Brägger U, Schmidlin K, Lang NP. Transalveolar maxillary sinus floor elevation using osteotomes with or without grafting material. Part II: Radiographic tissue remodeling. Clin Oral Implants Res. **2009** Jul; 20(7): 677-683. **(a)**

Pjetursson BE, Rast C, Brägger U, Schmidlin K, Zwahlen M, Lang NP. Maxillary sinus floor elevation using the(transalveolar) osteotome technique with or without grafting material. Part I: Implant survival and patients' perception. Clin Oral Implants Res. **2009**; 20: 667-676. **(b)**

Pjetursson BE, Tan WC, Zwahlen M, Lang NP. A systematic review of the success of sinus floor elevation and survival of implants inserted in combination with sinus floor elevation. [Part I: Lateral approach.] J Clin Periodontol. **2008** Sep; 35(8 Suppl): 216-240.

Radiography in implantology. In: European Commission: Radiation Protection 136. European guidelines on radiation protection in dental radiology. **2004**: 32-36.

Raghoebar GM, Brouwer TJ, Reintsema H, van Oort RP. Augmentation of the maxillary sinus floor with autogenous bone for the placement of endosseous implants: a preliminary report. J Oral Maxillofac Surg. **1993** Nov; 51(11): 1198-1203.

Raghoebar GM, Louwerse C, Kalk WW, Vissink A. Morbidity of chin bone harvesting. Clin Oral Implants Res. **2001** Oct; 12(5): 503-507. **(a)**

Raghoebar GM, Meijndert L, Kalk WW, Vissink A. Morbidity of mandibular bone harvesting: a comparative study. Int J Oral Maxillofac Implants. **2007** May-Jun; 22(3): 359-365.

Raghoebar GM, Timmenga NM, Reintsema H, Stegenga B, Vissink A. Maxillary bone grafting for insertion of endosseous implants: results after 12-124 months. Clin Oral Implants Res. **2001** Jun; 12(3): 279-286. **(b)**

Raghoebar GM, Vissink A, Reintsema H, Batenburg RH. Bone grafting of the floor of the maxillary sinus for the placement of endosseous implants. Br J Oral Maxillofac Surg. **1997** Apr; 35(2): 119-125.

Recommendations of the International Commission on Radiological Protection. ICRP publication 103. Ann ICRP. **2007**; 37: 1-332.

Reinert S, König S, Bremerich A, Eufinger H, Krimmel M. Stability of bone grafting and placement of implants in the severely atrophic maxilla. Br J Oral Maxillofac Surg. **2003** Aug; 41(4): 249-255.

Renouard F, Nisand D. Impact of implant length and diameter on survival rates. Clin Oral Implants Res. **2006** Oct; 17 Suppl 2: 35-51.

Roccuzzo M, Aglietta M, Bunino M, Bonino L. Early loading of sandblasted and acid-etched implants: a randomized-controlled double-blind split-mouth study. Five-year results. Clin Oral Implants Res. **2008** Feb; 19(2): 148-152.

Roccuzzo M, Wilson TG Jr. A prospective study of 3 weeks' loading of chemically modified titanium implants in the maxillary molar region: 1-year results. Int J Oral Maxillofac Implants. **2009** Jan- Feb; 24(1): 65-72.

Rodoni LR, Glauser R, Feloutzis A, Hämmerle CH. Implants in the posterior maxilla: a comparative clinical and radiologic study. Int J Oral Maxillofac Implants. **2005** Mar-Apr; 20(2): 231-237.

Rodriguez A, Anastassov GE, Lee H, Buchbinder D, Wettan H. Maxillary sinus augmentation with deproteinated bovine bone and platelet rich plasma with simultaneous insertion of endosseous implants. J Oral Maxillofac Surg. **2003** Feb; 61(2): 157-163.

Sanders MA, Hoyjberg C, Chu CB, Leggitt VL, Kim JS. Common orthodontic appliances course artifacts that degrade the diagnostic quality of CBCT images. J Calif Dent Assoc. **2007** Dec; 35(12): 850-857.

Scarfe WC, Farman AG. What is cone-beam CT and how does it work? Dent Clin North Am. **2008** Oct; 52(4): 707-730.

Schleier P, Bierfreund G, Schultze-Mosgau S, Moldenhauer F, Kupper H, Freilich M. Simultaneous dental implant placement and endoscopeguided internal sinus floor elevation : 2-year postloading outcomes. Clin Oral Implants Res. **2008** Nov; 19(11): 1163-1170.

Schmidlin PR, Muller J, Bindl A, Imfeld H. Sinus floor elevation using an osteotome technique without grafting materials or membranes. Int J Periodontics Restorative Dent. **2008** Aug; 28(4): 401-409.

Schulze D, Heiland M, Thurmann H, Adam G. Radiation exposure during midfacial imaging using 4- and 16-slice computed tomography, cone -beam computed tomography systems and conventional radiography. Dentomaxillofac Radiol. **2004** Mar; 33(2): 83-86.

Schwartz-Arad D, Herzberg R, Dolev E. The prevalence of surgical complications of the sinus graft procedure and their impact on implant survival. J Periodontol. **2004** Apr; 75(4): 511-516.

Schwarz F, Ferrari D, Herten M, Mihatovic I, Wieland M, Sager M, Becker J. Effects of surface hydrophilicity and microtopography on early stages of soft and hard tissue integration at non-submerged titanium implants: an immunohistochemical study in dogs. J Periodontol. **2007** Nov; 78(11): 2171-2184.

Sforza NM, Marzadori M, Zucchelli G. Simplified osteotome sinus augmentation technique with simultaneous implant placement: A clinical study. Int J Periodontics Restorative Dent. **2008** Jun; 28(3): 291-299.

Shlomi B, Horowitz I, Kahn A, Dobriyan A, Chaushu G. The effect of sinus membrane perforation and repair with Lambone on the outcome of maxillary sinus floor augmentation: a radiographic assessment. Int J Oral Maxillofac Implants. **2004** Jul-Aug; 19(4): 559-562.

Simion M, Fontana F, Rasperini G, Maiorana C. Longterm evaluation of osseointegrated implants placed in sites augmented with sinus floor elevation associated with vertical ridge augmentation: a retrospective study of 38 consecutive implants with 1- to 7-year follow-up. Int J Periodontics Restorative Dent. **2004** Jun; 24(3): 208-221.

Small SA, Zinner ID, Panno FV, Shapiro HJ, Stein JI. Augmenting the maxillary sinus for implants. Report of 27 patients. Int J Oral Maxillofac Implants. **1993**; 8(5): 523-528.

Stavropoulos A, Karring T, Kostopoulos L. Fully vs. partially rough implants in maxillary sinus floor augmentation: a randomized controlled clinical trial. Clin Oral Implants Res. **2007** Feb; 18(1): 95-102.

9　译后补记

宿玉成

本系列丛书为世界上著名口腔种植专家所组成的国际口腔种植学会（ITI）教育委员会的共识性论著。本系列丛书中的某些名词，或是由本系列丛书提出的，或是先前已经存在的，但国际口腔种植学会（ITI）教育委员会基于口腔种植的临床实践已经形成了专有解释或专门概念。其中有些名词在出现的同时给予了详细的解释，有些则没有解释。为了方便读者对本系列丛书的理解和对应以前用中文建立的概念，有利于口腔种植的研究和临床实践，译者对后者进行补记。

1. 国际口腔种植学会（ITI）

2008年1月13日国际口腔种植学会（ITI）在北京召开了国际口腔种植学会（ITI）中国分会筹备会议，中国大陆的7名国际口腔种植学会（ITI）专家组成员全部与会，会议上共同决定将"International Team for Implantology"中译为"国际口腔种植学会（ITI）"。

2. 国际口腔种植学会（ITI）共识研讨会

译者将"The First ITI Consensus Conference"译为"国际口腔种植学会（ITI）第一次共识研讨会"，其余各次以此类推。

3. 口腔种植学和牙种植学

国内将缺失牙种植修复这一口腔医学领域称为"口腔种植学"。由于本系列丛书始终使用英文"implant dentistry"，所以根据"信、达、雅"的翻译原则，本系列丛书仍然将其译为"牙种植学"，只是在书名、译者序和译后补记中使用"口腔种植"字样。

4. 前上颌

前上颌（anterior maxilla）在解剖学上是指上颌两侧尖牙之间的解剖学区域，其独特的解剖特点对美学种植修复具有重要意义。因此，"前上颌"开始作为一个独立的解剖学名词出现，而不是上颌前部。

5. 美学牙种植

美学牙种植学（esthetic implant dentistry），或美学种植（esthetic implant）是基于美学区（esthetic zone）范围内的牙种植概念。美学牙种植目前有两层含义：（1）美学区的牙种植，尤其是在前上颌的牙种植；（2）所期望的种植治疗效果除了保持长期的功能以外，还要获得长期稳定的美学效果，使种植修复体具备类似于天然牙从颌骨内自然长出的感觉，包括种植体周围软组织形态、修复体的穿龈轮廓以及修复体冠部的外形轮廓、色泽和光学特性等。

6. 穿龈轮廓

穿龈轮廓（emergence profile）是指牙或修复体的唇面或颊面轴向轮廓，从上皮性龈沟底向软组织边缘延伸，至外形高点。（主要参考文献：W. R. Laney, Glossary of Oral and Maxillofacial Implant. Berlin: Quintessence, 2007: 50）

7. 弧线形/弧形

尽管英文"scalloped"的中文描述为"扇边/扇边样""扇贝/扇贝样"或"弧线/弧线形/弧线型"等，但在英文将这个词引入牙龈生物型和种植窝预备时取"弧线"之意，所以在本系列丛书中用形容词"弧线形/弧形"（scalloped）描述以下两种情况：（1）弧线形牙龈生物型，指牙龈唇/颊侧软组织边缘走行；（2）种植窝预备时的弧形处理。

8. 初始骨接触和继发骨接触

这是描述种植体稳定性的两个重要概念。在以往的中文文献中将"primary bone contact 和 secondary bone contact"翻译为"初级骨接触（或初期骨接触）和次级骨接触"。因为"primary bone contact"所表达的是在种植体植入过程中或植入完成时的骨与种植体表面（或界面）的即刻接触，属于机械性接触；"secondary bone contact"所表达的是在种植体植入后的愈合过程中新骨在种植体表面的沉积或改建后新形成的骨-种植体接触（界面），即骨结合。因此，中译本中分别将"primary bone contact"和"secondary bone contact"翻译为"初始骨接触"和"继发骨接触"。

9. 牙列缺损和单颗牙缺失

本来，牙列缺损包括了单颗牙缺失。但是，在种植修复中单颗牙缺失和连续多颗牙缺失有显著不同的特点，所以原著中将其分别讨论。

10. 固定修复体

在本系列丛书中译本中将"fixed dental prosthesis"译为"固定修复体"。原文中"固定修复体"包括了将多颗种植体连在一起共同支持的联冠、桥体和悬臂桥等。单颗种植体独立支持修复体时，或称之为"固定修复体"，或称之为"冠"。

11. 咔嗒印模帽

在本系列丛书译本中将"snap-on impression cap"译为"咔嗒印模帽"，而非"卡抱式印模帽"或"卡紧式印模帽"。原因是原文中的"snap-on impression cap"不但有印模帽的"卡抱或卡紧"之意，并强调作者使用的印模帽在准确就位于种植体肩台时，会发出"咔嗒"响声，由此提醒医生印模帽是否准确就位。

12. "SAC分类"以及"S""A"和"C"的中文翻译

SAC分类并非由国际口腔种植学会（ITI）首次提出，开始也不是牙种植学的一个概念。开始是Sailer和Pajarola在口腔外科图谱（Sailer和Pajarola，1999）中首次提出，用于描述外科手术的难度分类，比如难度不同的第三磨牙拔出，分类为"S：simple，A：advanced，C：complex"。2003年国际口腔种植学会（ITI）共识研讨会上，采纳了这种病例分类方法，并依照学术尊重的惯例保留了分类中使用的英文单词，发表于国际口腔种植学会（ITI）共识研讨会的会议纪要。国际口腔种植学会（ITI）2006年决定稍微修改原始分类的英文单词，将"simple"改为"straightforward"。

SAC分类评价病例和治疗程度的治疗难度及风险，并可作为医生病例选择及治疗设计的指导原则，包括的内容并不单一，目前国际口腔种植学会（ITI）教育委员会没有给出描述性定义。所以，本系列丛书翻译组未能给出中文定义，继续将"SAC classification"中译为"SAC分类"。

"S""A"和"C"的中文翻译过程中，未能找到更加准确的三级比较级中文单词，按照与医学描述术语尽量贴切的惯例，中译为"S"（Straightforward）：简单；"A"（advanced）：复杂；"C"（complex）：高度复杂。

13. 修正因素

由于牙种植临床效果判定有别于其他治疗技术，影响病例和治疗程序分类的因素在不同的病例、不同的治疗程序和方案中，所起的作用和风险程度显著不同，原著中将这些因素定义为"modifying factors"。同一种"modifying factor"在不同临床状态下可以修改SAC标准分类，所以将"modifying factors"中译为"修正因素"。

14. 拔牙位点种植

事实上，基于种植修复的角度，拟种植位点在患者就诊时划分为3种情况：（1）牙齿缺失已有相当的时间，拔牙窝已经完成软组织和骨组织愈合；（2）已经是缺牙状态，是牙缺失4个月以内的牙槽窝，未完成软组织和/或骨组织愈合；（3）牙齿或牙根还位于牙槽窝，但是已经没有保留的价值，必须拔除。

在牙种植技术的早期，选择第一种临床状态为种植适应证。但是，伴随口腔种植技术的进步以及患者和医生对种植修复技术的信赖，开始寻求在第二种和第三种临床状态时如何选择种植体植入时机。因此，需要专业术语描述和定义这3种临床状态。在开始，用"拔牙窝内种植（implants in extraction sockets）"描述第二种和第三种临床状态的种植体植入，但是并不恰当。2008年之后，国际口腔种植学会（ITI）使用"implant placement in post-extraction sites"，本系列丛书译为"拔牙位点种植，或拔牙位点种植体植入"。用"拔牙位点"代替"拔牙窝"表述牙齿已经拔除，但并未完成牙槽窝愈合的临床状态更为贴切。

15. 软组织水平种植体和骨水平种植体

伴随种植体设计的不断优化，目前从种植体修复平台的角度，将种植体分为"软组织水平种植体（tissue level implant）"和"骨水平种植体（bone level implant）"。

16. 总义齿

按照以往中文习惯，全口义齿（complete denture）既表达修复上颌与下颌牙列同时缺失的上颌和下颌义齿，也代表修复上颌或下颌单一牙列缺失的义齿。为避免叙述的混乱和对原文的误解，"总义齿"与"complete denture"相对应。由此，"maxillary complete denture"中译为"上颌总义齿"，"mandible complete denture"中译为"下颌总义齿"。

17. 皮卡印模和皮卡技术

关于"pick-up technique"的中文翻译，译者先后与冯海兰教授（北京大学）、张磊主任医师（北京大学）和耿威副教授（首都医科大学）以及北京口腔种植培训学院（BITC）的专家们进行了多次探讨，在此记述。

"pick-up impression"和"pick-up technique"，偶见于传统修复的文献，但常见于种植文献中。迄今为止，并未见到"pick-up"在医学上的中文翻译，但在其他领域已经有公认的中文译法，"pick-up car"被译为"皮卡车"，与种植治疗中的"pick-up"的含义类似，都表示"承载"某物之意。因此将"pick-up impression"和"pick-up technique"分别中译为"皮卡印模"和"皮卡技术"。皮卡印模和皮卡技术为不同的概念，并且存在较大差别。

（1）皮卡印模，即用于印模帽印模的技术。印模帽有两种基本类型，一种是螺丝固位的印模帽，使用开窗式印模托盘，或归类为开窗式托盘印模；另一种是使用塑料的卡抱式印模帽（咔嗒印模帽，snap-fit coping或snap-on coping），使用非开窗式印模托盘，或归类为非开窗式托盘印模。（主要参考文献：Heeje Lee, Joseph S. So, J. L. Hochstedler, Carlo Ercoli. The of Implant Impressions: A Systematic Review. J Prosthet Dent 2008; 100: 285-291）

（2）皮卡印模，用于基底印模的技术。制取印模之前，将修复体基底或上部结构安放在基台上，从口腔内取下的印模包含了修复体基底或上部结构。（主要参考文献：W. R. Laney. Glossary of Oral and Maxillofacial Implants. Quintessence. 2007, P125; A. Sethi, T. Kaus. Practical Implant Dentistry. Quintessence. 2005, P102）

（3）皮卡技术，基于临时模板制作种植体支持式修复体的即刻负荷技术。该技术要点包括：外科模板引导下的种植体植入；种植体数目6~8颗；术前预成的临时模板从口内直接获取临时基台；避免了术中印模和直接重衬；执行术前设计的人工牙位置和𬌗位关系；当天戴入临时修复体。（主要参考文献：D. Wismeijer, D. Buser, U. Belser. ITI Treatment Guide. Quintessence. 2010, P177-183; G. O. Gallucci, J-P. Bernard, M. Bertosa, U. C. Belser. Immediate Loading with Fixed Screw-retained Provisional Restorations in Edentulous Jaws: The Pickup Technique. Int J Oral Maxillofac Implants 2004; 19: 524-533）

18. 自固位附着体

将"locator abutment"中译为"自固位附着体"。在阳型（安放于种植体上）和阴型（安放于义齿内）之间存在自锁式固位设计，因此翻译为自固位附着体。

19. 多基基台

将"multi-base abutment"中译为"多基基台"。

20. 种植体前后间距

"anteroposterior（AP）spread"，为种植/修复中常见的概念，在种植中将其翻译为"（种植体）前后间距"或"AP间距"，为两侧远端种植体后缘连线至最前方种植体之间的垂直距离。

21. 上颌窦底提升

"上颌窦底提升"的基本含义是应用外科方法提高上颌窦底的高度，以应对因上颌窦气化所导致的窦底骨高度降低。尽管在以往的英文文献中，表达为"sinus lift""sinus bone graft""sinus floor elevation""sinus floor augmentation""inlay-type maxillary ridge augmentation",但在近期文献,尤其在本系列丛书英文版统一使用了"sinus floor elevation"。

同样,在以往的中文文献中对"sinus floor elevation"有不同的表达,例如"上颌窦提升""上颌窦底提升""上颌窦底骨增量""上颌窦内植骨"等,但在本系列丛书的中译本,译者统一使用"上颌窦底提升"这一术语。

22. 穿牙槽嵴上颌窦底提升

通过牙槽嵴入路提高上颌窦底的高度,在以往的英文文献中使用了"classic method"和"summers method"等术语,在中文文献中使用了"上颌窦底内提升""闭合式上颌窦底提升"和"穿牙槽嵴顶技术"等。但在本系列丛书英文版统一表达为"transcrestal SFE(sinus floor elevation)"和"transcrestal technique";在本系列丛书的中译本,译者统一中译为"穿牙槽嵴上颌窦底提升"和"穿牙槽嵴技术"。

23. 侧壁开窗上颌窦底提升

通过上颌窦外侧骨壁开窗入路提高上颌窦底的高度,在中文文献中使用了"上颌窦底外提升"和"经侧壁开窗技术"等。但在本系列丛书英文版统一表达为"lateral window SFE(sinus floor elevation)"和"lateral window technique";在本系列丛书的中译本,译者统一中译为"侧壁开窗上颌窦底提升"和"侧壁开窗技术"。

24. 上颌窦底提升同期或分阶段种植

上颌窦底提升的同一次手术中植入种植体,或上颌窦底提升愈合之后的第二次手术中植入种植体。在本系列丛书的英文版称之为"simultaneous SFE(sinus floor elevation)"或"staged SFE(sinus floor elevation)";在本系列丛书的中译本,译者分别中译为"上颌窦底提升同期种植"或"上颌窦底提升分阶段种植"。

25. 连续多颗牙缺失和相邻牙齿缺失

牙种植学中,牙缺失可以分类为牙列缺失和牙列缺损。依据种植治疗的功能和美学效果的长期稳定,国际口腔种植学会(ITI)将牙列缺损分为单颗牙缺失和连续多颗牙缺失,或称之为单颗牙缺失位点和连续多颗牙缺失位点。"国际口腔种植学会(ITI)口腔种植临床指南"系列丛书中,"连续多颗牙缺失"的英文表达为"extended edentulous"和"adjacent missing teeth"。

26. 机械并发症、工艺并发症

本系列丛书中详细讨论了"mechanical and technical complications"。在以往的中文种植文献中,习惯性地将"technical complications"翻译为"技术并发症"。但是基于Salvi and Brägger(2009)的定义"Mechanical risk: Risk of a complication or failure of a prefabricated component caused by mechanical forces. Technical risk: Risk of a complication or failure of the laboratory-fabricated suprastructure or its materials",本系列丛书将"mechanical complications"中译为"机械并发症",将"technical complications"中译为"工艺并发症"。

机械并发症与工艺并发症合称为硬件并发症。

27. 透明压膜保持器

关于"Essix retainer",目前并没有统一的中文译名。本文借鉴口腔种植学中关于"Essix retainer"的中文解释,在本系列丛书中将其中译为"透明压膜保持器"。

28. 牙位记录

本系列丛书原著采用的牙位编码系统为世界牙科联盟(FDI World Dental Federation)的二位数系统,中译版的"本系列丛书说明",也遵循原著将相关语句翻译为"本系列丛书使用了世界牙科联盟(FDI World Dental Federation)的牙位编码系统"。

但是在正文中，为更加符合中文读者的阅读习惯（国内以象限标记法更为常见），并避免阅读过程中发生理解错误，遂将单个牙位的记录均用汉字直接描述（例如，"15"译为"上颌右侧第二前磨牙"）。

此外，因为在本"临床指南"系列丛书中频繁使用阿拉伯数字标记牙位，容易与种植治疗中所描述的数字数据相混淆，也是汉译采用汉字直述的另一个原因。

少量涉及固定修复体的描述，为简洁、遵循原著，其牙位表示方法如下：天然牙位采用FDI二位数系统，缺失牙用x表示，如该位点为种植体，则在FDI牙位的二位数前面增加字母"i"（i为英文implant的首字母），一组固定修复体内的各牙位之间用"–"连接。例如：使用下颌右侧第一前磨牙天然牙与下颌右侧第二磨牙种植体混合支持以修复缺失的下颌右侧第二前磨牙与第一磨牙，则表示为"i47–x–x–44"。